DES
AGENTS PERTURBATEURS
DU DÉVELOPPEMENT
DE LA JEUNESSE

PAR LE

Dr ÉLIE GOUBERT

PARIS

OCTAVE DOIN, LIBRAIRE-ÉDITEUR

8, PLACE DE L'ODÉON, 8

—

1878

Droits de propriété et de traduction réservés

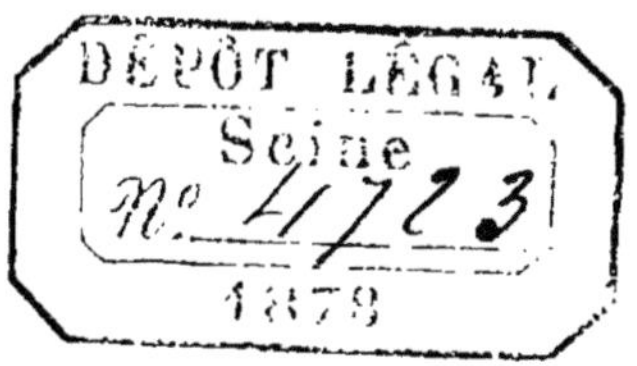
DÉPÔT LÉGAL
Seine
No 4723
1879

DES
AGENTS PERTURBATEURS
DU DÉVELOPPEMENT
DE LA JEUNESSE

Lc 228

DES

AGENTS PERTURBATEURS

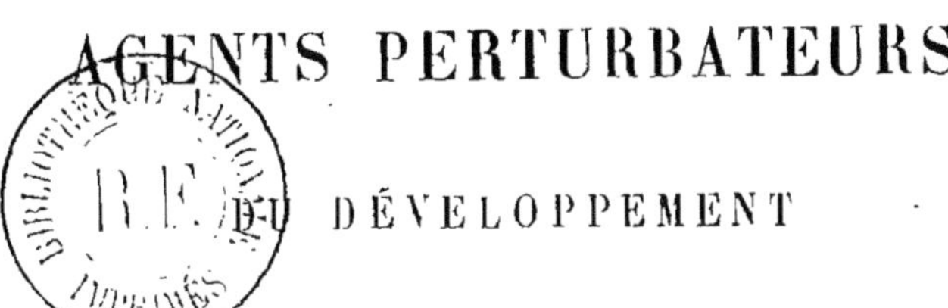

DU DÉVELOPPEMENT

DE LA JEUNESSE

PAR LE

Dr ÉLIE GOUBERT

PARIS

OCTAVE DOIN, LIBRAIRE-ÉDITEUR

8, PLACE DE L'ODÉON, 8

1878

AVANT-PROPOS

········· On peut dire en toute raison qu'avec l'abus progressif des boissons alcooliques, du tabac, etc..., l'émancipation hâtive de la jeunesse, ses désirs et ses besoins prématurés, la fausse direction donnée de nos jours à son développement tant moral que physique, etc..., notre pauvre humanité est sur une pente fatale d'abâtardissement, de déchéance de l'espèce et que nous préprons de bien terribles maux à nos petits-neveux si nous n'avons pas mieux le souci de nos devoirs et de notre dignité.

Telle est notre conviction, appuyée sur les faits et les statistiques; et quand on nous aura lu, nous demanderons si c'est par pur pédantisme que nous cherchons ici à réagir contre l'onanisme, l'usage prématuré du tabac et l'abus des spiritueux.

Quel intérêt nous fait agir sinon, celui qui nous guide chaque jour dans notre profession toute de dévouement et d'abnégation? Si ceux qui ont charge de la santé publique ne se font pas entendre, ne se préoccupent pas de crier gare! devant l'envahissement du mal, qui ne instruira les gens menacés?

C'est de la morale, oui; mais de la morale scientifique : c'est à ce seul point de vue que nous nous plaçons.

DES
AGENTS PERTURBATEURS
DU DÉVELOPPEMENT
DE LA JEUNESSE

CONSIDÉRATIONS GÉNÉRALES

Par jeunesse ou adolescence, on entend cette période de l'existence comprise entre l'époque de la puberté (établissement des fonctions génératrices) et celle de la nubilité, de l'âge adulte, c'est-à-dire pour le sexe mâle de 14 ou 15 ans à 24 ou 25 ans ; c'est la période d'accroissement, de développement par excellence, celle qui prépare l'homme au triple point de vue physique, intellectuel et moral.

L'enfant avait eu, insciemment il est vrai, à lutter contre des causes morbides multiples pour arriver à l'époque de la puberté; sa vitalité, son existence était en jeu.

L'adolescent, lui, n'a qu'à laisser faire la nature pour parvenir à l'âge adulte; ce n'est plus pour lui une question de vie, c'est une question *d'état physique*; c'est sa perfectibilité de formes et d'organes qui est en cause; mais s'il n'aide pas la nature, il ne doit pas la contrarier. C'est de plus pour lui une question *d'état social* : ses facultés affectives, ses facultés intellectuelles à peine ébauchées attendent qu'il les façonne, qu'il les développe et leur imprime la direction qui les caractériseront dans l'âge adulte. C'est dans l'éducation, les travaux d'esprit, les bons exemples et conseils qu'il trouvera les éléments nécessaires pour mener à bonne fin son entreprise.

Il y a entre lui et l'enfant cette différence qu'il est le maître conscient de son développement, qu'il peut lui donner telle ou telle impulsion, l'enrayer ou l'accroître largement; il a une action incontestable sur le développement physique et un pouvoir en quelque sorte absolu sur le développement moral et intellectuel.

Jusqu'alors, dans une dépendance nécessaire, l'enfant devenu adolescent pourrait déjà se guider à travers le monde si certaines circonstances de milieu lui en avaient préparé les voies; mais, dans les premiers temps, son jugement est encore trop inexpérimenté pour qu'il se dépouille entièrement de cette tutelle qui a réglé ses premières impressions personnelles, ses premières sensations, ses premiers pas dans la vie réelle; et plus tard, soit habitude, soit besoin d'expansion inhérente à son âge, soit résultat d'éducation, si cette tutelle vient à lui manquer ou lui paraît insuffisante, l'adolescent la cherchera ou la complétera dans le milieu dans lequel il vit, à moins qu'il ne puise en lui la force, toujours possible à ce moment, de se diriger seul et de ne subir que des influences consenties. Eh bien, c'est de la valeur de cette tutelle, de ce milieu que dépend généralement l'avenir de son développement!

Cette tutelle a d'autant plus d'influence sur lui qu'il est plus jeune; elle agit par l'exemple, les conseils, l'éducation, et le dirige encore quelque temps jusqu'à ce qu'il se sépare volontairement d'elle.

Si le milieu est et a toujours été bon, sa direction est trop vivace pour que le jeune homme n'évite pas de lui-même les mauvais contacts du dehors.

1.

Si la tutelle a été insuffisante, nulle ou mauvaise, l'adolescent est accessible à tous les entraînements, et il y a tout à redouter de sa nature.

C'est alors que peuvent intervenir les AGENTS PERTUBATEURS DE SON DÉVELOPPEMENT : L'*onanisme et excès vénériens, le tabac, l'alcoolisme*, ayant tous trois pour caractères, dans la jeunesse, d'agir à la fois sur le physique, le moral et l'intelligence, d'être congénères les uns des autres, de marcher de compagnie.

Outre ces causes dépendantes de la volonté du sujet ou CAUSES VOLONTAIRES, il en existe d'autres qui sont dues à la constitution, aux antécédents héréditaires, aux conditions sociales, à l'ignorance, à la profession de l'adolescent. Celles-ci sont des *causes involontaires* qui agissent soit sur le développement physique seul, soit sur le développement intellectuel, physique et moral.

Toutes ces causes viennent naturellement se greffer les unes sur les autres pour détériorer davantage l'organisme.

1° DE L'INFLUENCE DES TROIS AGENTS PERTURBATEURS VOLONTAI-
RES SUR LA JEUNESSE, A QUELQUE CLASSE DE LA SOCIÉTÉ
QU'APPARTIENNE L'ADOLESCENT.

Causes. — Pour tout adolescent, les causes de
l'onanisme, de l'usage prématuré du tabac et de
l'abus des boissons alcooliques sont toujours les
mêmes : direction de la famille ou de ses représentants nulle ou illusoire ; l'exemple, la mauvaise
compagnie , les conseils ; quelquefois une fausse
honte ; la légèreté de caractère, le goût de la
dissipation, l'oisiveté ou la paresse.

Action sur la santé. — L'action du tabac, des
alcools sur la santé est comparable en tous points
à celle d'un poison administré ou à dose toxique
(nicotisme, alcoolisme aigus) ou à doses fractionnées
et continues (nicotisme, alcoolisme chroniques).
La gravité de l'alcoolisme chronique n'est plus à
établir et nous verrons que c'est grâce à une
propriété d'accoutumance que les accidents de
nicotisme chronique se produisent plus tardive-

ment et passent même inaperçus pour un certain nombre, mais que sans manifestations bien apparentes l'organisme porte déjà depuis longtemps les atteintes du mal (intoxication, emmagasinage de la nicotine dans nos tissus), ce que traduisent l'affaiblissement progressif des forces, l'apathie, l'usure prématurée des organes, etc. — En raison des accidents pathologiques immanquables qu'il engendre, l'onanisme habituel, dirons-nous plus loin, ne devrait pas être regardé seulement comme un vice réputé honteux ou antisocial, mais bien comme une maladie, une sorte de névrose, etc. ; ces accidents ruinent aussi la santé.

Action sur le développement physique. — Les statistiques établissent que l'alcoolisme, l'abus du tabac, sont deux des principales causes de la déchéance de la race constatée dans ce siècle.

Si, comme on l'observe chaque jour, des adolescents de 15 ans, 17 ans fument, se livrent à la débauche, à quelle époque de la vie, mieux qu'à celle du développement, ces causes peuvent-elles intervenir? Ce n'est pas seulement la croissance en hauteur qui sera modifiée, c'est celle en largeur, en épaisseur; ce sont les plus intimes parties de chaque organe, de chaque tissu du corps, les éléments anatomiques, qui se nourriront moins et subiront des transformations atrophiques. Or, comme il n' y a pas une autre époque de développement après celle-là, l'individuqui a entravé sa croissance est stigmatisé pour la vie dans sa taille, l'harmonie de ses formes, les proportions de son corps, dans sa force musculaire, et bienheureux quand il en sort sans difformités.

Action sur le développement moral et intellectuel. — L'abus du tabac, des alcools, l'onanisme amoindrissent les facultés intellectuelles et morales, ralentissent et empêchent leur développement, faussent l'imagination, dépravent les instincts, — c'est ce qui ressort de l'observation et des statistiques.

L'adolescent est-il tout jeune? ses facultés ne se développent pas ou s'arrêtent dans leur développement.

Est-il plus âgé? elles dévient de leur direction, de leur objet; et il s'applique à apporter dans la débauche, ou à des choses inutiles, le degré d'extension qu'elles avaient déjà reçu.

Dépravation de l'imagination, nouveaux désirs,

nouveaux besoins, — finalement dégradation morale et intellectuelle!

2° DE L'INFLUENCE DE CES TROIS AGENTS PERTURBATEURS SUR L'ADOLESCENT, D'APRÈS SA PROFESSION OU LA CLASSE DE LA SOCIÉTÉ A LAQUELLE IL APPARTIENT.

Posons tout d'abord en principe que tout adolescent livré à lui-même, ou qui ne subit pas la direction bienfaisante de la famille ou de ses représentants, tout adolescent dont l'éducation a été incomplète, négligée ou nulle, est accessible à toute influence quelle qu'elle soit, et est plus enclin que tout autre à contracter de mauvaises habitudes.

A. — Sur la jeunesse studieuse.

Chez le collégien, chez l'élève des Écoles, l'action du tabac n'est pas en thèse générale fatale à son développement; il ne peut fumer que par occasion ou à certaines heures, il lui est difficile de consommer de bien grandes quantités de tabac, sauf exception pour certains élèves des Écoles ; il n'est jamais livré entièrement à lui-même et est toujours surveillé. Il y a aussi à tenir compte de l'éducation reçue.

Ce qui peut souffrir de cet usage c'est son instruction, rarement son état physique — à moins d'idiosyncrasie, de prédisposition (héréditaire, innée ou acquise) à la maladie ; son organisation, il est vrai, est plus délicate en raison de sa situation sociale : aussi, à doses égales, le tabac a-t-il plus d'action sur lui que sur tout jeune homme du même âge et d'une condition à vivre à l'air libre.

Eu égard au but que se propose le collégien, on ne peut nier au tabac une action des plus manifestes ; rapportons à trois types cette influence : A un premier degré, il y a dissipation, perte de temps, de l'irrégularité dans la conduite, mais l'intelligence reste vive, l'attention à la classe est soutenue, l'élève suit ses cours, seul son classement dans les compositions peut se ressentir de sa dissipation et ne pas être aussi bon qu'on était en droit de l'attendre. A un deuxième degré, l'élève est aussi dissipé à la classe qu'à l'étude ; il est le bout-en-train de tous les désordres montés contre le maître, il est irrégulier dans ses devoirs, les fait mal ou les copie ; cependant son inattention n'est pas absolue, il saisit parfois et retient quelques bribes des leçons du professeur et, quoique dans la deuxième moyenne de la classe, il peut, dans les dernières années, secouer sa mollesse, devenir travailleur et, avec un peu plus de temps, arriver aux examens. S'il n'est pas intelligent, s'il n'est pas stimulé sans cesse par la famille ou ses représentants, ou si la paresse a pris par trop le dessus, il passe dans la catégorie suivante.

Au troisième type appartient le collégien que nous aurons surtout en vue en décrivant les caractères de l'influence du tabac sur les études : c'est le cancre, le mauvais élève qu'il est dangereux de fréquenter, dont l'exemple et les conseils sont pernicieux, celui de qui le maître dit en toute certitude : « qu'il ne fera jamais rien de sa vie. »

En résumé, le tabac au collége agit moins par ses propriétés toxiques, ses doses étant généralement faibles, que par la dissipation, et la dissipation engendre la paresse. Par l'usage du tabac, c'est surtout son avenir que joue le jeune homme et consécutivement son développement intellectuel.

Quant aux élèves des Écoles, nous verrons par les statistiques les résultats les concernant.

Si le tabac n'est pas absolument fatal au développement de la jeunesse studieuse, l'*onanisme* en revanche règne en maître parmi la jeunesse des colléges, des maisons d'éducation ; nous insisterons particulièrement sur ce sujet au chapitre que nous consacrons à cette question.

L'*abus des alcools* est rarement habituel dans cette classe de la jeune société, même chez les grands jeunes gens qui embrassent une profession libérale et jouissent par suite d'une grande liberté.

B. — Sur la jeunesse des classes moyennes et laborieuses.

La question de ces trois destructeurs chez tout adolescent apprenant un état, une profession commerciale ou industrielle est excessivement grave.

Voilà des enfants qui sont pendant 12, 14, 16 heures par 24 heures absents chaque jour du foyer de la famille, dépourvus de toute direction morale, en contact avec des hommes d'éducation plus ou moins ébauchée, d'habitudes plus ou moins régulières, quelquefois avec des jeunes filles ou des femmes de mœurs d'autant plus répréhensibles que le salaire est moindre, prenant compagnie de garçons élevés trop souvent à l'école de la misère , mûrs avant le temps et dont les instincts sont plus ou moins dépravés; peut-on voir réunies dans un meilleur ensemble toutes les conditions faisant naître les mauvaises habitudes ?

Sont-ils apprentis, ouvriers d'usine, de manufacture, de fabrique? Ils ont déjà contre eux leurs *conditions misérables* (ascendants souvent dégradés par l'ivrognerie et les vices engendrés par la misère, mauvais exemples, ignorance, constitution cachectiqne, travail prématuré, habitation malsaine, nourriture de qualité inférieure, vêtement souvent insuffisant); — l'*air confiné de leur atelier* (locaux de dimensions insuffisantes, non renouvellement de l'air, élévation de la température, saturation hygrométrique de l'atmosphère); — *la nature des matières mises en œuvre* (professions à matières animales : laine, soie, crins, etc.; professions à matières végétales : lin, chanvre, coton ; professions à matières inorganiques, à poussières : phosphore, mercure, plomb, etc.); — l'*attitude vicieuse du corps*, nécessitée par le genre de travail et origine des difformités, du rachitisme de la deuxième enfance (7 à 14 ans), lequel porte particulièrement sur le tronc et détermine les plus fâcheuses déformations.... Et beaucoup de ceux-là fumaient, se grisaient, se livraient à un onanisme furieux même avant l'époque de la puberté ! Qu'on juge après cela de l'action de ces agents perturbateurs sur ces déshérités? Comme si, sans l'intervention des vices volontaires, l'extension de plus en plus considérable des industries à usines, à manufactures, la désertion des travaux des champs ne suffisaient pas pour faire déchoir l'espèce humaine !

Sont-ils employés de commerce, de bureau, ou apprennent-ils un état ressortissant à la classe moyenne? un certain degré d'instruction rend plus vive l'inactivité de leur intelligence (et combien restent oisifs même des mains une partie de la journée !), un salaire plus élevé, des conditions hygiéniques meilleures les faisant rêver, rechercher le superflu, la camaraderie en quelque sorte obligée, le besoin pour beaucoup quand l'éducation est imparfaite d'être vaniteux au contact de garçons du même âge, de paraître plus vicieux qu'ils ne le sont en réalité, les railleries, les suggestions des débauchés, etc., sont autant de causes précipitant le début d'habitudes pernicieuses pour celui qui n'a pas une ligne de conduite bien tracée et qui n'a pas subi l'influence bienfaisante de la famille.

Eh bien ! pour toute cette jeunesse qui jouit généralement d'une liberté absolue en dehors de tout ce qui ne fait pas son salaire et qui ne connaît aucune contrainte pour ce qui est son plaisir, c'est le développement physique, moral et intellectuel, autrement dit la vie adulte et ses nouveaux devoirs, qui est en jeu avec l'abus des boissons alcooliques, l'abus du tabac, l'onanisme et les excès vénériens.

Quand l'hygiène individuelle, l'hygiène professionnelle, l'hygiène publique sont méconnues, quand le sens moral s'émousse, quand les liens de la famille et de la société se relâchent, quand la race déchoit, que doit-on attendre de l'avenir si les causes de ces calamités ne sont pas combattues ?

L'ABUS DU TABAC

Prend-on généralement avec un esprit égal d'une substance qui, procurant ou semblant procurer un plaisir momentané, sera connue pour empoisonner rapidement si elle est consommée à forte dose, lentement, et grâce à une propriété d'accoutumance, si elle l'est d'une façon continue à petite dose, et produisant habituellement sur celui qui en fait l'essai pour la première fois des symptômes d'intoxication ?

« Assurément non, diront les gens du monde ; mais il ne peut s'agir là du tabac, nous fumons tous, nos pères fumaient, et il n'est pas à notre connaissance que le tabac ait eu une action quelconque sur qui que ce soit. Nous avons été aussi apprentis fumeurs, mais à part un peu de malaise, quelques nausées, peut-être du vomissement, tribut payé à notre première émancipation, que nous en est-il resté? Nous nous sommes habitués et aujourd'hui le tabac est pour nous une distraction, un plaisir, même un besoin, et notre santé, notre travail ne sont aucunement en cause. »

La question de la nocuité du tabac n'est plus à faire, il n'y a pas un médecin qui, possédant bien son sujet, puisse s'inscrire en faux contre elle ; la science a en mains tous les éléments nécessaires pour prouver à l'incrédule qu'à hautes doses le tabac est un poison qui tue aussi sûrement que le plus violent de tous et que, pris à doses modérées et continues, il peut amener un état morbide qui abrége la vie ou provoque des maladies qui tuent vite, et dans bien des cas crée des modifications atrophiques dans les organes telles, que les enfants de nicotisés arrivent rarement à la taille, à la santé, à la vigueur de leurs condisciples du même âge et portent en eux une innéité pathologique qui se traduira par une prédisposition à toutes les affections courantes et à toutes celles dites constitutionnelles.

Historique, composition. — Introduit en France en 1560, par Nicot, ambassadeur français à Lisbonne, le tabac, originaire de l'Amérique tropicale, comprend quarante espèces, dont deux sont cultivées en Europe : le nicotiana tabacum, le nicotiana rustica. C'est une plante annuelle, de la famille des solanées, à tige rameuse et cylindrique, de deux mètres de hauteur, à fleurs roses, vertes ou bleuâtres, à fruit capsulaire, à graines nombreuses, plante exhalant de toutes ses parties et surtout des feuilles une odeur irritante et caractéristique. Sa culture répandue dans les deux mondes réclame des terres riches et fortement engraissées, contenant beaucoup de sels de potasse auxquels le tabac doit sa propriété combustible. Le climat et le terroir ont une influence marquée sur la qualité, le goût, le parfum de la plante ; aussi dans les manufactures de l'État, nos deux espèces ne donnant pas de produits identiques, a-t-on adopté un mélange de différents tabacs, toujours le même.

Outre la nicotine, principe actif du tabac, les feuilles fraîches renferment : gomme, mucilage, acide tannique et gallique, chlorophylle, matière pulvérulente verte, huile jaune ayant l'odeur, le goût et les propriétés de la plante, résine jaune pâle, matière colorante, orangé rouge et nicotianine (analyse de Conwell).

La nicotine ($C^{20}H^{14}Az^{2}$), substance redoutable, d'une puissance toxique comparable aux plus violents poisons et par l'intensité de ses effets à l'acide prussique, est un liquide huileux incolore, d'une saveur âcre et brûlante, d'une odeur rappelant celle de la plante et que la chaleur rend plus vive. Cet alcaloïde volatilisable est soluble dans l'eau, l'alcool, l'éther, les huiles et s'unit aux acides pour former des sels, propriétés qui tempèrent heureusement son action foudroyante en lui permettant des combinaisons ou des mélanges qui le rendent bien moins actif.

Les proportions de nicotine préexistant dans le tabac varie suivant les espèces et les terroirs : le tabac de Virginie contient 6,87 de nicotine pour 100 de feuilles sèches ; celui de Maryland 2,29 pour 100 ; celui de la Havane 2 pour 100 ; le tabac du Lot, qui renferme le plus de nicotine, en contient 7,96 pour 100, du Nord 6,58 pour 100, d'Ille-et-Vilaine 6,20 pour 100, du Pas-de-Calais 4,94 pour 100. Le tabac de la Turquie renferme le moins de nicotine.

La fermentation qu'on fait subir au tabac à fumer dans les manufactures lui communique des qualités nouvelles et modifie son odeur et sa composition ; Zeise y a trouvé : huile empyreumatique particulière, acide butyrique, acide carbonique, ammoniaque, paraffine, résine empyreumatique, acide acétique, oxyde de carbone et hydrogène carboné, et, d'après Melsens, de la nicotine ; du reste, la nicotine a été constatée dans les produits condensés de la fumée de tabac.

Les cigares ne subissant que des manipulations accessoires conservent en partie la composition de la feuille ; aussi sont-ils infiniment plus toxiques que le tabac à fumer. — La fumée d'un cigare contient beaucoup de carbonate d'ammoniaque, des matières huileuses pyrogénées (probablement de la naphtaline, de la pyrétine, de la créosote, etc.), de la nicotine, des gaz combustibles et de la vapeur d'eau.

L'huile empyreumatique du tabac qui se dépose au fond du fourneau et dans le tuyau d'une pipe allumée, est un poison presque aussi violent que la nicotine pure ; quelques gouttes dans la bouche d'un lapin, d'un chat, les tuent en deux ou trois minutes ; un fil trempé dans cette huile et passé sous la peau d'une poule la fait promptement périr.

Le tabac traduit sa nocuité sur l'organisme de deux façons : par intoxication aiguë ou *nicotisme aigu* ; par intoxication graduelle, lente, à marche latente ou *nicotisme chronique*.

NICOTISME AIGU

A son premier essai, après un certain nombre de bouffées de tabac, l'apprenti fumeur pâlit, sa bouche se remplit de salive, les haut-de-cœur le prennent ; une sueur froide lui vient au front, aux mains ; il souffre de la tête, il tremble, se sent défaillir, a des vertiges et chancelle comme un homme ivre ; son cœur bat avec force, les pulsations sont précipitées, quelquefois intermittentes ; sa respiration est pénible, laborieuse et ralentie. — Ce malaise général est plus ou moins accusé ; mais il est rare qu'il fasse complétement défaut.

Telles sont les premières manifestations du nicotisme aigu ; si la dose du tabac est plus forte, l'intoxication est typique : à ces symptômes s'ajoutent des vomissements, des douleurs abdominales intolérables, de la diarrhée avec selles copieuses noirâtres et fétides, la sécrétion urinaire augmentée, une faiblesse étrange, la prostration des forces avec relâchement des muscles volontaires et même involontaires ; la vue se trouble, les idées deviennent confuses, les pupilles sont dilatées; l'angoisse épigastrique, la difficulté de respirer sont extrêmes, le cœur cesse presque de battre, le pouls devient petit et fréquent, l'asphyxie semble imminente, les extrémités se refroidissent, le corps es inondé de sueurs froides ; souvent alors le malade tombe, roule sur le sol en proie à des mouvements convulsifs ou donnant des signes de congestion cérébrale, que peut suivre de la paralysie temporaire. — Si la dose a été trop forte ou si l'individu présente des conditions spéciales de prédisposition la mort[1] met un terme à cette période de paralysie et de torpeur.

---

[1] La mort subite déterminée par le tabac n'est que trop démontrée (Rambosson, Hehring, Gmelin, Murray, Marschall,

Ces accidents survenant par accès d'intensité et de durée variables, se reproduisent tout en s'amendant graduellement autant de fois que l'individu fume jusqu'à ce qu'il en ait acquis l'habitude, ou autrement dit que l'accoutumance se soit établie pour lui, et cela grâce aux efforts de l'organisme qui s'épuise à pressurer ses émonctoires pour éliminer le poison, mais qui plus tard n'arrive plus qu'à se débarrasser d'une partie de la nicotine, le reste s'emmagasinant dans les tissus.

Hall, etc.), et en thérapeutique on a renoncé à indiquer le tabac comme médicament dans la crainte d'accidents, la substance étant à la portée de tous ; ce n'est qu'avec de grandes précautions que le médecin lui-même s'en sert, tout en ne dépassant pas la dose de trois grammes, pour ses effets relâchants sur le système musculaire contre les affections spasmodiques et contre certaines constipations, dans l'iléus et l'étranglement herniaire, et le plus souvent le tabac est associé à un purgatif qui en modifie le pouvoir toxique.

NICOTISME CHRONIQUE

Existe-t-il véritablement un nicotisme chronique?

Sans doute l'observation clinique laisse encore à désirer; on n'expérimente pas *in anima vili*, et le fumeur à organes détériorés a généralement dans son passé quelque cause déprimante qui arrive à satisfaire jusqu'à un certain point une étiologie préconçue ou incertaine. La faute en est aussi au médecin qui ne publie pas assez les observations des cas qu'il rencontre, ou ne porte pas suffisamment son attention sur cette intoxication de découverte récente.

Sans doute l'homme occupé, intelligent, qui sait établir pour son organisme un juste équilibre entre l'apport et la dépense, et se mesure avec parcimonie sa quantité de frivolités, se demande ce que peut avoir de nuisible une habitude qui remonte pour lui à dix, vingt, trente ans, et dont il n'a encore éprouvé aucune atteinte.

2.

Mais les manifestations se passant du côté du système nerveux, des organes dês sens, de la circulation, des voies digestives et urinaires, de l'appareil locomoteur, ne peuvent laisser subsister du doute à cet égard ; et à elle seule l'expérience de Morin [1], qui démontre péremptoirement que le corps du fumeur est imprégné de tabac (nicotine retrouvée en proportions notables dans tel organe à l'autopsie), suffirait pour établir cette intoxication.

Aux troubles du système nerveux appartiennent les actions réflexes (la nicotine impressionne dans ses terminaisons pharyngiennes, laryngiennes et bronchiques le nerf vague et ses anastomoses qui réa-

----

[1] Morin, de Rouen, cité par L. Dumesnil (*Rapport sur l'influence du tabac à fumer*, 1861). Voici comment eut lieu l'analyse et quels furent ses résultats (il s'agit des organes d'un vieux priseur mort depuis plusieurs jours) : Les poumons coupés en petits morceaux et le foie trituré dans un mortier avec du verre pilé furent mis dans de l'eau distillée acidulée de quelques gouttes d'acide (sulfurique pour le poumon, oxalique pour le foie). Après quelques jours, on filtra la liqueur à travers un papier exempt de carbonate de chaux, puis on la réduisit par l'ébullition au tiers de son volume. Au fur et à mesure de sa concentration se produisirent des flocons qui ne tardèrent pas à se déposer. Ainsi réduite, on la filtra pour la concentrer davantage et l'on y versa de l'alcool absolu qui donna lieu à de nouveaux flocons qu'on sépara par la filtration. Lorsque l'alcool

gissant sur le bulbe déterminent des convulsions, des attaques épileptiformes, etc.); l'effet sédatif du tabac sur les centres nerveux, l'amoindrissement de certaines facultés intellectuelles, l'irrésolution du caractère, la perte plus ou moins complète de la mémoire, le ralentissement dans le cours des idées, l'engourdissement de l'intelligence. Plus tard les perceptions deviennent moins nettes, elles peuvent même se dénaturer et donner naissance à des hallucinations des sens, avant-coureurs des affections mentales ; en même temps peuvent se produire des désordres de la circulation cérébrale et avec eux des congestions, des hémorrhagies. — On a signalé comme maladies cérébro-spinales engendrées par l'abus du tabac,

---

fut chassé par l'évaporation on ajouta au résidu un léger excès de potasse pure. Après refroidissement, on agita ce mélange avec de l'éther sulfurique, puis après quelques heures de contact, on décanta le liquide éthéré et on l'évapora dans le vide de la machine pneumatique. Par ce moyen on obtint un résidu qui possédait une odeur irritante et une saveur âcre caractéristique de la nicotine. Ce résidu était soluble dans l'eau distillée, à laquelle il communiquait la propriété de précipiter en blanc le bichlorure de mercure, et se comportait avec les chlorures de platine, de palladium, ainsi qu'avec les sels de cuivre et de plomb, comme le fait l'alcaloïde du tabac; il précipitait également par l'acide tannique et le bi-iodure de potassium (*Journ. de Chir. méd.*, 1862).

les myélites, l'épilepsie, le ramollissement céré-
bral, les maladies mentales, la paralysie générale
progressive (Monneret, Calmeil, etc.).

Peu de statistiques sont aussi éloquentes en faveur
d'une question médicale que celles constatant dans
leurs rapports réciproques depuis quarante ans,
en France, et la progression croissante des affections
des centres nerveux, et le chiffre progressif de la
consommation du tabac ; rien de plus frappant que
le tableau comparatif de la mortalité depuis la
même époque.

Les étouffements, les palpitations, les spasmes
bronchiques, des gastro-entéralgies, l'angine de
poitrine sont autant de phénomènes d'ordre nerveux
se passant dans les autres organes.

Aux troubles de la circulation dus à l'action dépressive du tabac correspondent : les intermittences,
les inégalités d'intensité et de rhythme des pulsations
cardiaques (hyperesthésie du plexus cardiaque ou
asthénie du pneumogastrique) et parfois des phénomènes d'asystolie qui peuvent être l'origine de
lésions graves du cœur. La mort peut survenir
dans une syncope. — Le sang du fumeur deviendrait
d'une fluidité anormale, ses globules seraient mo-
difiés (Richardson).

Les troubles des voies respiratoires consistent
dans le ralentissement de la respiration, la diminution du besoin de respirer ou dans la dypsnée, la
pleurodynie ; il y a irritation permanente du larynx
qui peut même s'ulcérer (Laycock), la voix s'altère,
devient rauque et baisse de ton. — Le tabac provoque l'inflammation des bronches, des poumons,
est cause d'emphysème, d'asthme et même de
phthisie pulmonaire.

Quant aux voies digestives, la perversion de l'appétit est un fait constant, d'où alimentation insuffisante et par suite l'amaigrissement, le dépérissement. — Le tabac est une cause prédisposante des
gastro-entérites et même du cancer de l'estomac.

Les phénomènes de la bouche et de l'arrière-
gorge (phénomènes locaux) sont typiques : augmentation de la sécrétion de la salive (excitation incessante
des glandes salivaires, par suite leur inflammation,
leur hypertrophie); état inflammatoire habituel de
la muqueuse des lèvres, des gencives, de la langue
(enduit épais d'épithélium blanchâtre, épaississement de la muqueuse), des amygdales (leur gonfle-
ment hypertrophique), de la gorge, du pharynx ;
aphtes des fumeurs ; angine granuleuse. — Le tabac

est une des causes prédisposantes du cancer de la langue et est cause déterminante du cancroïde des lèvres (lèvre inférieure).

Troubles des organes des sens : perversion du goût, de l'odorat, de l'ouïe (difficulté d'apprécier exactement les tons ou perception fatigante de bruits divers, sifflement, tintement de cloches, etc.), par suite de modifications inflammatoires dans les muqueuses. L'influence du tabac sur la vue est un fait acquis : dilatation de la pupille, troubles de la rétine (lignes de feu, mouches volantes, persistance de l'image sur la rétine, etc.), amaurose, amblyopie nicotiniques (Sichel, etc. ; Guéniot ; Galezowki, voy. *Gaz. des hôpit.*, 9 décembre 1877, amblyopie monoculaire et binoculaire).

Les troubles locomoteurs sont dus aux effets relâchants du tabac sur le système musculaire et caractérisés par l'émaciation, l'atrophie musculaire, le tremblement des membres, etc.

Le grand fumeur a un facies spécial, sa physionomie est empreinte d'une passive quiétude ; sa face est d'une pâleur livide ou d'une teinte jaunâtre ou terreuse, son corps est d'une grande maigreur, ses chairs sont flasques ; il est indolent, flegmatique, incapable d'énergie. — La salive du fumeur n'est plus saine ; Cl. Bernard y a démontré la présence de sulfoycanure de potassium et tend à admettre qu'elle contient aussi de la nicotine ; cette salive, même filtrée, rend malades les animaux dans le sang desquels elle est injectée, ce que ne fait pas celle qui est normale.

Commun en cela avec nombre d'empoisonnements lents dus à une action continue et graduelle sur l'organisme, le nicotisme chronique confirmé n'apparaît pas d'emblée, ses symptômes que tous les organes pourraient révéler ne se montrent pas simultanément, quelques-uns seuls peuvent exister ; leur apparition est plus ou moins tardive, leur ensemble, leur marche, leur enchaînement n'ont rien de fixe ; tel individu peut être atteint et l'ignorer; telle maladie à étiologie douteuse peut n'avoir pas d'autre origine. Cependant il y a des troubles qui font rarement défaut, ce sont ceux dus à l'action sédative du tabac sur les centres nerveux, l'affaiblissement graduel des facultés intellectuelles, et les troubles digestifs qui avec l'action dépressive sur le système musculaire, conduisent au dépérissement, au marasme.

Jusqu'à plus amples connaissances cliniques, nous

pouvons toujours dire dès maintenant que le nicotisme chronique procède par usure de l'organisme,
par voie cachectique et qu'il crée une prédisposition
à toutes les affections, surtout à celles des centres
nerveux, quand il ne les engendre pas. L'avenir
nous apprendra combien il y en a mourant réellement d'intoxication nicotique, desquels on dit encore
aujourd'hui en manière d'oraison funèbre et dans
l'ignorance des causes de la cachexie : « Ah, c'était
un homme usé ! »

Certainement tout fumeur n'est pas fatalement
voué à la mort nicotique, il y a à tenir compte de
l'idiosyncrasie de quelques-uns, de la quantité de
tabac fumé chaque jour, etc., et heureusement le
plus grand nombre use sans abuser ; mais il suffit
qu'il y ait à craindre des accidents pour soi-même
et sa postérité pour que l'homme sensé y regarde
à deux fois avant de se livrer à une habitude inu-
tile ou pour qu'il soit très-sobre dans l'usage du
tabac ; et il suffit surtout qu'il y ait un véritable
danger dans l'usage prématuré, ainsi que nous
allons le voir dans le chapitre suivant, pour qu'il
surveille et dirige en conséquence son enfant.

DU TABAC DANS L'ADOLESCENCE

De l'influence du tabac sur les études.

Nous diviserons cette question en deux parties :

1° Influence directement sur les études ;

2° Influence sur la santé et consécutivement sur le cours des études.

1° INFLUENCE DU TABAC DIRECTEMENT SUR LES ÉTUDES.

Cette influence est d'autant plus marquée que le sujet est plus jeune ; elle est en rapport avec les études antérieures, le caractère, le degré d'intelligence de l'élève, la date de l'habitude contractée, la quantité et la nature du tabac fumé chaque jour, et aussi avec l'ascendant qu'ont su se donner les maîtres et les parents.

Elle a pour CARACTÈRE : de la dissipation, la perte de temps d'abord peu sensible, mais s'accentuant de plus en plus, au fur et à mesure que l'habitude de fumer s'affirme davantage ; l'inégalité dans l'attention jusqu'à l'inattention absolue, l'irrégularité dans les devoirs, dans la conduite, par suite impossibilité pour l'élève de conserver le rang qu'il occupait dans sa classe, et insensiblement de se tenir au courant des études de ses condisciples, de suivre utilement les cours d'enseignement de son année ; d'où temps d'arrêt dans son instruction pouvant aller jusqu'à la suppression de tout progrès, modifications dans les connaissances déjà acquises, troubles dépressifs de la mémoire, inaptitude au travail, apathie intellectuelle.... Avec la paresse se montrent la perversion de l'imagination, l'accessibilité à tous les mauvais entraînements, à d'autres mauvaises habitudes ; les modifications du caractère, l'indifférence, l'insensibilité, l'irrésolution, le manque d'énergie ; les désirs de travail nés de remords ou de bons conseils ne se réveillent plus que de loin en loin pour s'éteindre tout à fait, etc. ; — ou encore l'inanité de l'imagination, le ralentissement dans le cours des idées, la perte progressive de la mémoire, le besoin d'inactivité cérébrale (égarer sa pensée pour l'endormir), la recherche de la béatitude contemplative ou pour mieux dire de l'hébétude d'esprit.

En un mot, l'usage prématuré du tabac, considéré au point de vue de son influence sur les études, est cause de paresse, amoindrit les facultés intellectuelles et morales, ralentit ou empêche leur développement et entraîne un précoce libertinage.

Le remède par l'abstention est encore possible quand l'usage est de date récente, mais par la suite l'habitude définitivement nécessaire, le développement incomplet de facultés utiles peuvent déterminer l'incapacité du travail d'esprit et stigmatiser le fumeur pour la vie.

Cette influence du tabac a POUR RÉSULTAT FRÉQUENT, chez le collégien, de lui faire manquer son avenir, d'être l'origine de toute une vie de déboires; chez l'élève des Écoles, de lui faire perdre des rangs dans son classement d'entrée, et, quand l'abus devient excessif, de le faire sortir dans les derniers numéros de sa promotion, et même comme *fruit sec ;*

Pour RÉSULTAT CERTAIN, des études moins bonnes, ou mauvaises ou nulles.

Examinons d'abord l'action du tabac dans les lycées et colléges.

Dans les colléges, d'après l'âge et les études, on répartit généralement les élèves en trois divisions indépendantes, formant comme trois colléges dans un même bâtiment, démarcation qu'on s'efforce à rendre aussi tranchée que possible : le petit collége, de l'âge de 7 ans à 12, 13 ans; le moyen, de 13, 14 ans à 16, 17 ans; le grand, de 16 à 20 ans [1].

---

[1] Dans certains lycées de Paris où il y a une école préparatoire pour les grands élèves, la distribution des collégiens par divisions est celle-ci : de 7 à 10 ans petit collége, de 10 à 14 ans moyen collége, de 14 à 17 ans grand collége, de 17 à 20 ans école préparatoire. En somme, nous retrouvons les mêmes âges par division à partir du moyen collége. Pour ces lycées, le lecteur fera lui-même la rectification; notre moyen collége sur lequel nous avons surtout à insister répondra au grand collége de ces lycées.

Pour le *petit collége*, le contact d'enfants de douze ans avec de plus jeunes ne peut être fâcheux; le naturel est un élément trop vivace à cette époque de la vie pour qu'on puisse craindre que les grands réagissent par de mauvais conseils ou exemples sur les petits. A cet âge, l'enfant reste généralement enfant, il sourit à tout, est inconscient du mal, incapable de dissimulation ; beau reflet d'organes purs !

Il faut veiller cependant que ces enfants n'aient pas de communication avec des élèves du grand ou du moyen collége, et ne pas hésiter à purger ce petit sanctuaire de toute nature perverse, heureusement très-rare, qui s'y glisserait.

Le *moyen collége* pourrait être dénommé la division de l'âge critique de la jeunesse. Au lieu de récréation, à la cour, le contact journalier d'individus plus âgés, formés, avec des enfants non encore pubères, n'est que trop souvent pernicieux.

Pour peu qu'ils comptent parmi eux de ces sujets prodiges, dignes produits de parents dénués de sens moral, énergumènes qui discutent avec une sûreté de vue surprenante des choses les plus mondaines, — quelques-uns de ces jeunes gens de quinze, seize ans, jusqu'alors de leur âge, avec leur franche nature, cet enjouement qui réjouit et vous fait vous reporter avec bonheur à ces heureuses années, modifieront insensiblement leur caractère et s'efforceront de se mettre au niveau de ces phénomènes ; des enfants de treize, quatorze ans les entourent et les admirent, de larges aspirations hantent leur cerveau ; ils se font les sectateurs de ces grands élèves, les singent, et le plus souvent sont les êtres soumis de leur lubricité naissante.

L'adolescent qui fume pour la première fois ne le fait jamais spontanément, il a vu fumer quelques condisciples, il agit par imitation ou à l'instigation de camarades ; il a donc subi l'influence du milieu ; il est susceptible d'entraînement. C'est ordinairement un garçon qui avait déjà le goût de la dissipation, le caractère léger et de la tendance à l'oisiveté, à la paresse [1].

Il n'arrive à fumer qu'au prix de mille petites ruses, il faut qu'il mette la surveillance du maître en défaut, qu'il trouve un endroit propice, à l'abri du regard, et qu'il fasse vite s'il ne se sent pas bien

---

[1] L'exemple, la mauvaise compagnie, les conseils, quelquefois une fausse honte, et le goût de la dissipation, la légèreté de caractère, l'oisiveté ou la paresse, telles sont en effet les causes habituelles de l'usage prématuré du tabac.

en sécurité. Ce sont habituellement les lieux d'ai-
sances qui servent de fumoir aux collégiens, endroits
étroits où l'atmosphère est saturée promptement de
vapeurs de tabac, que l'enfant respire comme il
avale souvent les bouffées de fumée, soit volontairement ou par suite d'inexpérience.

L'élève qui a su jouer ce bon tour à son maître,
de retour à la classe, à l'étude, reprendra-t-il son
travail avec le même cœur, le même empressement?
Il est encore sous l'émotion de son premier acte vi-
ril, il a besoin d'épanchement, il ne peut en garder
le charme pour lui seul ; il en entretiendra longue-
ment et à plusieurs reprises ses voisins, souvent ses
complices ; premières dissipations ! S'il n'a rien ou
peu ressenti de son essai, il passera le reste du
temps de la classe à supputer les chances de succès
du plan qu'il a formé pour fumer plus à son aise
à la récréation prochaine ; la classe n'a pas cru
devoir interrompre ses travaux pendant sa rêverie,
et le temps passe et a passé.

Celui qui a été malade sera la risée de ses copains ; il faut qu'il prenne sa revanche, et il est rare
qu'il se tienne pour battu.

De toute manière, une première pipe en appelle
une seconde, puis une autre, et si l'on n'intervient

pas, l'habitude se contracte, le travail en souffre, la paresse vous étreint, et avec elle le triste cortége de vices malheureusement trop répandus.

Nous parlons de l'interne; quant à l'externe, il a tous loisirs pour s'engaver de fumée de tabac et de bien d'autres choses. Pour celui-ci la bride est lâche; aux parents la responsabilité, et s'ils sont mous, ne comprennent pas leurs devoirs et l'intérêt de leur enfant ou ne se préoccupent pas autrement de sa direction, cet adolescent, livré à tous les entraînements, n'est plus seulement un mauvais élève, il y a à craindre qu'il ne devienne un mauvais garnement, un individu dangereux si le milieu qu'il fréquente est vicieux.

Nous avons tous assisté, sans y voir alors un enseignement et sans nous en occuper davantage, au changement progressif qui s'opérait chez tel élève de notre classe jusqu'alors studieux; il était moins attentif, devenait farceur, gouailleur, se relâchait dans son travail, perdait des rangs dans les compositions, et finalement en arrivait à ne plus faire partie de la première moyenne, c'est-à-dire à n'avoir plus droit dans le classement, appartenant dès lors à cette catégorie d'élèves sur lesquels le professeur n'a plus d'action, qu'il laisse de côté, sur les bancs éloignés, à s'ingénier dans de petits ouvrages manuels, à lire des romans, ou à contempler d'un air béat le plafond de la salle. Qu'on recherche dans ses souvenirs, et on se rappellera que cette chute n'a eu d'autre origine qu'une mauvaise habitude fraîchement contractée, et le plus souvent l'usage du tabac.

C'est dans ce moyen collége que gît habituellement le mal; c'est là le berceau ordinaire des vices de la jeunesse dite studieuse!

Heureux celui qui, trempé fortement par de saines études, par les exemples et les bons conseils de la famille, celui qui ne s'étant toujours entouré que de camarades choisis, arrive dans le *grand collége* avec la pureté de ses impressions, indemne de toute mauvaise habitude! Celui-là, s'il persiste dans la même voie, restera tel au sortir du collége; son chemin est tracé : bon élève, les Écoles, les professions libérales lui sont ouvertes, et vous le retrouverez plus tard homme honnête, intègre, ne transigeant pas avec sa dignité, dans une des belles positions sociales. — Si au contact de mauvais sujets il devient fumeur et gagne de mauvaises habitudes, les résultats, quant aux études, ne sont pas encore absolument désastreux, le temps employé antérieurement au travail lui est acquis, il est apte à suivre le cours; mais il est bien prouvé que s'il se livre aux débauches de ses nouveaux amis, il perd des places et a infiniment plus de mal pour arriver aux examens.

Quelques-uns, au moment de toucher au port, se sentent pris d'un véritable délire pour les choses mondaines et lâchent pied : l'avenir est perdu.

Chez ces grands garçons, le début a été, à quelque chose près, le même que chez l'adolescent du moyen collége : imitation, entraînement, influence du milieu, absence d'une direction sérieuse, surtout celle de la famille.

Quant aux autres, les apprentis fumeurs du moyen collége, ils se seront perfectionnés dans l'art de fumer, et seront passés maîtres; ils sont sur les bancs, parce que leurs papas ne les écoutent pas, ou s'abusent sur leur compte; ils pourraient encore s'arrêter dans leur mauvaise voie, et, avec des efforts, rattraper le temps perdu, mais ils sont incapables de l'énergie nécessaire. Ceux-là remplissent les emplois subalternes des administrations publiques et surtout privées, grâce encore aux sollicitations de leurs parents. Dans le nombre, quelques-uns ayant ce que peu ont, de la fortune, rient plus fort et raillent plus ouvertement leurs honorables professeurs, sont sceptiques, et se disent entre temps blasés ; mais ils sont en réalité moralement usés, et à la veille de l'être physiquement. D'autres se découvrent des aptitudes spéciales, se font commerçants, ou entrent dans les affaires financières, industrielles, heureux d'avoir su encore apprendre l'orthographe dans leurs dix années passées au collége ; ils y réussissent quelquefois ; mais, que diable restaient-ils là à perdre un temps qu'ils savent alors être de l'argent ? Enfin d'autres sont absolument dévoyés, et leur existence est un problème : ce sont les incompris, les déclassés.

Ce qui fait les conditions de bonnes études réside dans l'attention soutenue, l'application, la régularité parfaite dans tous les exercices scolaires, la quiétude d'esprit, l'absence de préoccupations, de désirs, de besoins d'aucune sorte, le « contentus sua sorte », etc., enfin la santé. Est-il, en conscience, réellement possible au collége, où fumer est défendu, d'être à la fois fumeur consommé et bon élève, dans les premiers rangs de sa classe, à seize, dix-sept, dix-huit ans, à cet âge où toutes les facultés doivent être concentrées sur des questions d'études ardues et réclamant une telle tension d'esprit, que la perte de quelques semaines, par suite de maladie, entraîne celle de l'année, par l'impossibilité de suivre le cours? Si l'on ne prend pas souci de s'instruire, y a-t-il une époque de la vie où tout soit plus prétexte à distractions, où l'on soit plus accessible à l'entraînement, aux mauvais exemples, aux mauvais conseils, et où toute habitude acquiert plus d'intensité? Et leur erreur est grande à ceux qui, se berçant d'illusions, se disent qu'ils sauront bien, quand il le faudra, quand ils le voudront, rattraper le temps perdu! Comme si leur cerveau, qu'ils ont laissé sans fonctionnement utile pendant tel laps de temps, pouvait être surmené impunément et à leur guise; du reste, ils mettent bien rarement à exécution leur promesse de chaque jour, ajournée chaque fois autant; s'enferment-ils dans les écoles préparatoires pendant le temps d'usage, trois, six, neuf mois, qu'ils appartiennent trop à l'habitude contractée et à ses congénères pour recouvrer l'énergie voulue

Le nombre de ces pauvres jeunes gens est malheureusement plus grand qu'on ne le croit généralement.

Pour le fumeur, pour le mauvais élève, le naturel, le plus bel apanage de la jeunesse, le plus
joli don du meilleur des âges, est chose malséante.
Il s'efforce à s'en dépouiller au plus tôt pour prendre
l'allure de gens versés dans tous les raffinements
mondains, mûris par le plaisir et les choses viriles.
Nous les rencontrons, ces sots petits jeunes gens, la
tête faite, le costume excentrique, poussant la co-
quetterie, l'afféterie, la quintessence des belles manières jusqu'à ressembler à ces drôles du trottoir
qui font commerce de leurs tournures. D'autres affi-
cheront des façons débraillées ; la pipe aux lèvres,
la tenue irrégulière, le ton haut, le regard inso-
lent, ils passent leurs dimanches dans des cafés
plus ou moins borgnes, pérorent et boivent sec.
— Quel singulier apprentissage de la vie !

Si l'on envisage la question au point de vue
moral, que peut-on attendre de garçons dont le
drapeau est la dissimulation, le mensonge, forcé-
ment nécessaire pour couvrir leurs agissements
contre le règlement, de garçons qui n'écoutent

aucuns conseils, sont insensibles aux reproches comme aux caresses de leur famille, qui sont indif-férents, égoïstes et dont les facultés affectives sont déjà émoussées?

Jeunes gens des Écoles. — Il est rare qu'un fumeur consommé arrive aux Écoles, mais là l'élève qui a conquis sa position, le digne fruit de son travail, peut, à de nouveaux contacts, avec des impressions autres, se laisser gagner petit à petit aux sensations de bien-être et aux sentiments d'émancipation qu'il constate autour de lui : ses camarades de collége sont étudiants en droit, en médecine ou dans les affaires, vivent d'une vie indépendante, donnent un libre essor à leurs ardeurs juvéniles ; ses copains dépensent le jour de sortie de l'argent à gogo et ont même des maîtresses. Son esprit s'anime au récit de leurs bonnes aventures, les premiers désirs naissent et pour les bien affirmer il fumera sa première cigarette. — Quel mal y a-t-il à cela? Le règlement ne s'y oppose pas aux heures de récréation, et en fumant chaque jour modérément qu'a-t-il à redouter? Quelle influence peuvent avoir quelques bouffées de tabac sur son existence ?

C'est parce que à cet âge tout de fougue exubé-
rante, d'effervescence mal contenue, la plus petite
habitude peut prendre des proportions exagérées,
le moindre excès peut être l'origine d'une foule
d'entraînements nuisibles, qu'on doit surtout redouter l'essai de ce qui n'est pas nécessaire ; on
est bien peu maître de soi à vingt ans pour aller
se mesurer équitablement sa quantité de plaisir de
chaque jour, le petit peu appelle le davantage,
l'habitude se contracte d'autant plus vite qu'on
a été jusqu'alors en plus grande tutelle; on arrive
ainsi à consommer des quantités considérables de
tabac et la statistique suivante établit ce qui en ré-
sulte.

« En 1855-56, j'ai pu, dit M. Bertillon, grâce à la bonne
volonté d'un jeune parent qui était entré à l'École polytechnique, faire faire sur le personnel de la promotion de 1855 le
relevé dont je donne ci-après les éléments, sériés par ordre de
grandeur. Disons d'abord qu'à l'École polytechnique, la direction des études, après les examens périodiques, classe les élèves
par ordre de mérite; ce classement est renouvelé trois fois par
an, à l'entrée, au milieu[1] et à la fin de l'année d'études. Notre
enquête a porté sur les élèves fumeurs ou non fumeurs,

---

[1] Le classement de Pâques n'est plus officiel, l'élève n'en a
pas aujourd'hui connaissance.

c'est-à-dire sur tous, sans autre distinction que leur usage du tabac. Sur les 160 élèves de la promotion unique que nous avons pu soumettre à l'enquête, il y avait 102 fumeurs qui se répartissaient comme il suit :

NUMÉROS DES CLASSEMENTS PAR ORDRE DE MÉRITE	NOMBRE DES FUMEURS DANS CHAQUE SÉRIE DE 20 ÉLÈVES			
	Classement d'entrée	Classement de Pâques	Classement de fin d'année	Moyenne générale
De 1 à 20.	5	6	8	6,3
De 20 à 40	12	9	10	10,3
De 40 à 60.	13	10	12	11,6
De 60 à 80.	16	15	12	14,3
De 80 à 100.	11	13	14	12,6
De 100 à 120.	17	15	15	15,6
De 120 à 140.	13	17	16	15,3
De 140 à 160.	16	16	16	16

« Ce tableau montre que parmi les élèves qui ont obtenu aux examens les vingt premières places, il y avait 5 à 8 fumeurs ; que parmi ceux qui ont obtenu les vingtièmes à la quarantième place, il y avait de 9 à 12 fumeurs, et ainsi de suite ; c'est-à-dire que le nombre des fumeurs s'accroît progressivement à mesure que le classement est plus défavorable.

« Dans cette distribution, on a confondu tous les fumeurs de pipes, de cigares, de cigarettes. Si nous ne considérons que ceux qui se servent de la pipe, les grands fumeurs, nous aurons pour eux en particulier la distribution moyenne suivante, qui est encore plus accentuée (nous procédons toujours par série de vingt élèves en commençant par la première en mérite) :

$$3,7 - 6,3 - 6,7 - 8,7 - 7 - 10,3 - 10 - 11,3$$

« Il est bon de remarquer, en outre, que les 3,7 grands fumeurs du premier groupe sont aux derniers rangs dans ce groupe.

« Ainsi, voilà des jeunes gens qui se sont livrés à trois luttes successives, trois luttes acharnées, car leur avenir en dépendait ; et d'ailleurs, quand on a sous les yeux le mouvement nominatif, on voit que la mêlée a été complète, que les uns sont descendus, les autres sont remontés ; aucun n'a gardé le même rang ; peu sont restés dans leur série, et pourtant la même distribution des fumeurs se fait toujours remarquer. Tandis que dans la première série, à peine un tiers ou un quart des élèves sont adonnés au tabac ; dans les dernières, il y en a les trois quarts ; dans la dernière, les quatre cinquièmes !

« Si, après avoir étudié par ces tableaux le mouvement des séries, nous portons notre regard sur celui des valeurs moyennes, le résultat ne sera pas moins digne d'attention.

« D'une part, nous trouvons que le rang moyen des 66 grands fumeurs est de 94,5 à leur entrée à l'école, tandis que, à l'examen de fin d'année, leur rang moyen est de 98,3. Ils sont descendus de quatre numéros.

« D'autre part, les 60 non-fumeurs ont pour rang moyen 71 dès leur entrée. Ainsi, ils ont déjà 23 places en avant des fumeurs, et, de plus, au bout de l'année scolaire, ils ont gagné autant de terrain que les autres en ont perdu. Ils sortent avec le numéro moyen de 67,7.

« Ainsi, après neuf mois de travail en commun, ils se trouvent de 30 places en avant des usagers de la nicotine.

« Il paraît donc résulter de cette enquête que l'habitude du tabac est défavorable aux travaux intellectuels. Quelques-uns résistent plus ou moins à cette influence, mais le plus grand nombre paraît en subir les effets pernicieux » [1].

Nous offrons, nous aussi, notre statistique; dressée par un élève de la promotion de 1874 avec le concours de quelques camarades et notamment de ceux actuellement comme lui élèves des mines, elle a été revue par nombre d'intéressés et notre jeune parent, M. G. Doré, nous la garantit d'une exactitude scrupuleuse.

ÉCOLE POLYTECHNIQUE. PROMOTION 1874

(DEUX ANNÉES A L'ÉCOLE)

NUMÉROS DES CLASSEMENTS PAR ORDRE DE MÉRITE	NOMBRE DES FUMEURS DANS CHAQUE SÉRIE DE 50 ÉLÈVES			
	Classement d'entrée	Classement de la fin de la 1re année	Classement de sortie (fin de la 2e année)	Moyenne générale
De 1 à 50..............	52	30	29	50,5
De 51 à 100............	55	56	55	35,5
De 101 à 150...........	56	40	59	58,5
De 151 à 200...........	39	42	45	41,6
De 201 à 250...........	56	45	47	42,6

[1] *Union médicale*, 9 mars 1865.

Cette même promotion par série de 20 élèves.

NUMÉROS DES CLASSEMENTS PAR ORDRE DE MÉRITE	NOMBRE DES FUMEURS DANS CHAQUE SÉRIE DE 20 ÉLÈVES			
	Classement d'entrée	Classement de la fin de la 1re année	Classement de la fin de la 2e année ou classement de sortie	Moyenne générale
De 1 à 20.	11	9	11	10,3
De 21 à 40.	15	14	12	15
De 41 à 60.	14	15	15	15,5
De 61 à 80.	15	15	14	15,5
De 81 à 100.	16	16	14	15,5
De 101 à 120.	16	13	15	14,6
De 121 à 140.	15	18	16	15,6
De 141 à 160.	15	19	16	16
De 161 à 180.	15	16	19	16,6
De 181 à 200.	18	17	16	17
De 201 à 220.	15	19	19	17
De 221 à 240.	16	17	19	17,5
De 240 à 250 (10 élèves seulement)	7	9	9	8,5

Moyenne des fumeurs de la promotion de 1874, 77,6 p. 100.

On voit que ce qu'écrivait le docteur Bertillon pour la promotion de 1855 est pleinement justifié; son analyse s'applique de tous points à notre tableau, dont les résultats au point de vue de l'action dépressive du tabac ne peuvent être plus frappants.

Le premier tableau donnait d'une façon approximative un fumeur par un élève et demi ou deux fumeurs par trois élèves ; le nôtre, vingt ans après, donne approximativement un fumeur par un élève et quart ou quatre fumeurs par cinq élèves (4 fumeurs pour 1 non-fumeur) ; mais plus exactement :

Sur dix élèves de la promotion de 1855, il y avait 6,37 fumeurs et 3,63 non-fumeurs.

Sur dix élèves de la promotion de 1874, il y a 7,72 fumeurs et 2,28 non-fumeurs. (Voilà déjà un nouvel argument en faveur de l'abus progressif du tabac parmi la jeunesse.)

Dans notre tableau, on remarquera que le nombre total des fumeurs est moindre au classement d'entrée qu'aux deux autres ; ce sont autant d'élèves qui non fumeurs à leur entrée à l'École, ont contracté dans la première année l'habitude du tabac ; il y en a quinze, mais aucun d'eux n'appartient aux 100 premiers, les 67 fumeurs que compte la première centaine ne se retrouvent plus que 64 au classement de sortie. Sur les 100 suivants (de 101 à

200) 75 sont fumeurs à l'entrée à l'École, ils sont
82 aux classements de fin de la première année
et de sortie ; sur les 50 derniers, 36 sont fumeurs à
leur entrée, ils sont 45 à la fin de la première année et 47 à la sortie de l'École.

TABLEAU COMPARATIF DES PROMOTIONS 1855 ET 1874 [1]

PROMOTION 1855 (UNE ANNÉE)					PROMOTION 1874 (DEUX ANNÉES)				
NUMÉROS DES CLASSEMENTS PAR ORDRE DE MÉRITE	NOMBRE DES FUMEURS DANS CHAQUE SÉRIE DE 40 ÉLÈVES				NUMÉROS DES CLASSEMENTS PAR ORDRE DE MÉRITE	NOMBRE DES FUMEURS DANS CHAQUE SÉRIE DE 60 ÉLÈVES			
	Classement d'entrée	Classement de Pâques	Classement de fin d'année	Moyenne générale		Classement d'entrée	Classement de la fin de la 1re année	Classement de la fin de la 2e année ou classement de sortie	Moyenne générale
De 1 à 40	17	15	18	16,6	De 1 à 60	58	36	36	36,6
De 41 à 80	29	25	24	26	De 61 à 120	45	42	45	43,5
De 81 à 120	28	28	29	28,5	De 121 à 180	41	55	51	48,5
De 121 à 160	29	33	32	31,5	De 181 à 240	47	55	54	50,9
					De 241 à 250 (10 élèves)	7	9	9	8,5

[1] Nous mettons ces deux promotions en regard l'une de l'autre pour faciliter au lecteur la vérification de nos assertions, mais elles ne peuvent être comparées, l'une d'elles étant incomplète, ne portant que sur une année. Sans cette circonstance, la comparaison des deux promotions par séries de 40 élèves pour celle de 1855 et par séries de 60 élèves pour celle de 1874 aurait quelque valeur, car, que l'admission roule sur 500 élèves ou sur 100 élèves la moyenne scientifique des premiers. celle des derniers reste généralement la même pendant nombre d'années.

Progression croissante dans chaque colonne à mesure qu'on s'éloigne de la première rangée de chiffres, écart le plus considérable entre les 40 premiers de 1855, les 60 premiers de 1874 et les 40 et les 60 suivants des deux promotions ! — Le tabac, considéré comme agent perturbateur des travaux intellectuels, ne peut plus être mis en doute, ce n'est plus là de la coïncidence, c'est un fait acquis.

Enfin, voici notre dernier argument, quant à notre tableau statistique :

Le rang moyen des fumeurs à l'entrée de la promotion 1874 est 130,02, celui des non-fumeurs est 114,32. — Il y a donc, à l'avantage des non-fumeurs, une différence de 15,70 rangs.

A la sortie, c'est-à-dire après les deux années d'études, le rang moyen des fumeurs est 139,13 ; celui des non-fumeurs 83,28. — La différence est de 55,85 rangs.

Ainsi, dans la promotion 1874, un élève non-fumeur a gagné en moyenne 31,04 rangs dans ses deux années, un élève fumeur en a au contraire perdu 9,11 en moyenne.

Nous donnons aussi cet autre tableau que nous n'avons pu nous procurer complet; il a été fait par un élève de la promotion de l'École polytechnique 1875, actuellement sous-lieutenant d'artillerie à l'École d'application de Fontainebleau et revu par plusieurs de ses camarades. Tel qu'il est, il a son éloquence.

ÉCOLE POLYTECHNIQUE. PROMOTION 1875

(DEUXIÈME ANNÉE)

NUMÉROS DES CLASSEMENTS PAR ORDRE DE MÉRITE	NOMBRE DES FUMEURS DANS CHAQUE SÉRIE DE 50 ÉLÈVES A LEUR CLASSEMENT DE SORTIE
De 1 à 50	23 dont 6 grands fumeurs (fumeurs de pipe).
De 51 à 100	28 — 7 — —
De 101 à 150	27 — 8 — —
De 151 à 200	55 — 8 — —
De 201 à 250	59 — 9 — —

Soit 60,8 pour 100 de fumeurs (cette diminution dans le nombre des fumeurs de cette promotion comparativement au nombre des fumeurs de la promotion 1874 tient, selon toutes probabilités, aux circulaires en date de 1873-1874 du Ministre de l'instruction publique invitant les proviseurs de sévir efficacement contre l'abus du tabac dans les colléges).

Ce qui est vrai pour cette École l'est également pour les autres et surtout pour l'École militaire de Saint-Cyr où l'usage du tabac est encore plus abusif; nous croyons, après ce que nous venons de démontrer, n'avoir pas besoin de poursuivre plus avant notre sujet de l'influence du tabac directement sur les études[1].

---

[1] Nous avons négligé de parler en particulier des élèves des professions libérales proprement dites et notamment de nos jeunes confrères de l'avenir ; nous voulons bien les croire animés seulement du désir de s'instruire, capables de discerner leur hygiène, pour laisser de côté toute cause de distraction nuisible ou pour n'user du tabac que dans une sage mesure: du reste, pour bon nombre, nous prêcherions dans le désert et les jeunes fous, ivres de liberté, riraient de nos remontranes, quittes à le regretter un jour.

2° INFLUENCE DU TABAC SUR LA SANTÉ ET CONSÉCUTIVEMENT SUR LE COURS DES ÉTUDES.

Il est bien établi qu'en France la moyenne de la taille est actuellement inférieure à celle d'il y a trente ans, et on sait que déjà sous l'Empire il a fallu abaisser le minimum de la taille [1] pour suffire au recrutement annuel d'une même quantité de soldats ; d'autre part, nos données pathologiques nous forcent d'admettre que l'usage du tabac, qui depuis quarante ans s'est répandu dans toutes les classes de la société dans des proportions multiples, ainsi que le constatent les recettes décuplées de la régie, a contribué puissamment à ce fâcheux

---

[1] Il est vrai que la taille ne représente la mesure exacte de la force humaine qu'autant que le poids du corps, la circonférence de la poitrine, le développement musculaire, la race, etc., sont pris en considération. Mais le nombre des individus exemptés dans les dernières années de l'Empire pour infirmités et surtout pour faiblesse de constitution dépassait 35 et 50 000, par an, pour chacun de ses contingents variant entre 100 et 140 mille hommes.

résultat. On peut donc poser en principe que cet usage prématuré ralentit la croissance.

Au point de vue de la déchéance de l'espèce, l'usage du tabac sera donc d'autant plus pernicieux que le fumeur sera plus jeune.

Au point de vue de la santé, l'influence de l'usage prématuré du tabac est en rapport avec l'âge du jeune homme, son tempérament, sa constitution, sa force, certaines phases de sa croissance, ses antécédents héréditaires, les diathèses et maladies acquises, certaines conditions hygiéniques; et aussi avec la quantité, la nature du tabac fumé chaque jour, le lieu dans lequel il fume et le milieu dans lequel il vit.

Influences physiologiques. — Nous n'insistons pas davantage sur la plus grande nocuité du tabac sur le plus jeune.

Il serait à désirer que le jeune homme fût mieux pénétré que ces quelques années passées au collége et aux écoles sont les plus importantes de la vie physique, celles du développement, époque où l'organisme fait appel à toutes ses forces pour parfaire son œuvre et où toutes les conditions extérieures devraient concourir pour aider son évolution. Rester assis la plus grande partie de la journée au nombre de trente, quarante et plus dans une salle qui n'est pas toujours fort aérée ; la quantité d'air mesurée parcimonieusement, la vie au grand air la dépense musculaire insuffisantes, le défaut d'équilibre entre le fonctionnement corporel et celui du cerveau ; l'exagération du travail intellectuel ; l'existence confinée, etc., sont-ce là déjà des conditions si favorables pour chercher encore à contrarier la nature par des habitudes funestes? Ne sait-on pas qu'à âge égal la poitrine des élèves des écoles est plus petite que celle des garçons des campagnes qui sont appelés sous les drapeaux? Or l'étroitesse de la poitrine c'est la prédisposition à la phthisie pulmonaire. — N'utilisant pas assez vos forces pour les accroître largement, ne cherchez pas au moins à les affaiblir.

Influences pathologiques. — Toutes choses égales d'ailleurs, le jeune homme ressentira d'autant plus les effets morbides du tabac qu'il est plus faible, plus débilité soit par des maladies antérieures ou récentes soit par tempérament lymphatique ou mauvaise constitution (débilité constitutionnelle) ou par chlorose de l'âge de la puberté (accroissement corporel disproportionné avec les forces nutritives et réparatrices du sujet). Il en sera de même pour l'adolescent atteint d'affections durables des voies respiratoires (bronchite chronique, emphysème) ; d'adhérences pleurales ; de déviations vertébrales, etc.

De toutes les affections héréditaires que peut porter en germe ou dont est atteint le jeune homme prédisposé, aucune ne subit l'action pernicieuse du tabac, d'une façon plus certaine, que la *scrofule*.

Le scrofuleux est sujet aux coryza, aux angines, aux ophthalmies, à la diarrhée, aux dyspepsies ; or, à lui seul, l'usage du tabac chez l'individu sain peut produire tous ces accidents. Le scrofuleux présente un développement insolite des ganglions sous-maxillaires et de ceux des parties latérales du cou et même des ganglions bronchiques ; ces ganglions peuvent s'enflammer, suppurer sous l'influence d'une cause irritative ; or, quoi de plus directement irritant que la fumée de tabac ? Et peut-on nier aussi son action sur l'apparition ou l'aggravation des autres manifestations propres au scrofuleux : impétigo de l'orifice nasal antérieur avec pustules saillantes, croûtes jaunâtres épaisses, ulcération de la muqueuse nasale ; impétigo labial, pharyngite, laryngite, bronchite catarrhale à répétition, inflammation ulcéreuse du pharynx, des bronches, phthisie scrofuleuse? L'usage du tabac peut donc être l'occasion de nouvelles manifestations de la scrofulose soit héréditaire soit innée et même des premières manifestations de cette maladie, quoique celle-ci ne débute que rarement après l'époque de la puberté et cède la place à la tuberculose pulmonaire, sa sœur aînée.

Tuberculose laryngée et pulmonaire. — Si, comme on l'admet, la granulation, végétation cellulaire, est le produit d'un travail irritatif, si la cause d'irritation n'est parfois autre que l'inhalation de vapeurs et de poussières, pourquoi refuser à la fumée de tabac, à son usage prolongé, la possibilité de provoquer l'apparition de la tuberculose chez le prédisposé et même quelquefois de l'engendrer chez le sujet né de parents sains? Ce que l'on appelle la diathèse acquise, pour la distinguer de l'héréditaire et de l'innée, ne reconnaît-elle pas aussi dans ses causes l'application intellectuelle précoce ou forcée, l'habitation en commun dans des lieux insuffisamment aérés, l'onanisme? Pour beaucoup le terrain est donc ainsi préparé. Rappelons aussi que la fumée de tabac n'agit pas seulement par contact, mais que la nicotine est absorbée et s'emmagasine à la longue dans nos tissus. Du reste un certain nombre de médecins admettent aujourd'hui que l'usage du tabac peut être cause déterminante de la phthisie tuberculeuse.

L'épilepsie, dont l'apparition et les manifestations sont à leur maximum de fréquence entre 10 et 30 ans, compte à son actif un tiers de ses cas à l'hérédité ; des autres causes l'engendrant, l'onanisme est une des plus déterminantes ; l'onanisme agit par l'ébranlement du système nerveux. Avec l'usage du tabac, c'est encore le système nerveux qui est principalement en cause. On comprendra que chez un sujet prédisposé par sa naissance (ascendants épileptiques ou atteints de maladie mentale ou de troubles cérébro-spinaux d'origine alcoolique) et même quelquefois chez celui né de parents sains, l'usage prématuré du tabac, qui peut déjà donner lieu par lui-même à des accidents convulsifs d'ordre réflexe, ait une influence souvent identique sur l'apparition de cette terrible maladie. Il en sera de même pour la chorée, la catalepsie, l'hystérie.

L'adolescent à organisation physique délicate, à

caractère impressionnable et qui est plus ou moins débilité par l'onanisme, a tout à craindre des névroses, s'il fait usage de tabac.

Influences hygiéniques. — Avons-nous besoin de répéter combien sont également fâcheuses les conditions dans lesquelles l'adolescent fume au collége : lieu étroit, saturé vite de vapeurs de tabac qu'il respire à son insu et pouvant être absorbées à des doses réellement toxiques ; les substances antagonistes, incompatibles du tabac, celles qui activent son élimination ou annihilent son effet (les alcooliques, les cordiaux, café, thé) lui étant avec raison interdites ; les choses qui anémient et épuisent le système nerveux ne lui étant en revanche que trop familières.

Toutes ces causes connues, qu'on se reporte aux accidents du nicotisme aigu, aux maladies du nicotisme chronique, à l'action plus spécialement dépressive du tabac sur l'intelligence, le physique, le moral de la jeunesse.... et alors qu'on suppute le temps passé à se soigner et le nombre de jours de présence effective aux cours de son année !

Que nous ne terminions pas cependant sans cher-cher à rendre encore service par quelques conseils aux jeunes rebelles, aux incurables de la fumée de tabac ; ils nous entendront cette fois :

Ne fumez pas avant manger ni immédiatement après, par respect pour vos digestions qui s'en accommoderaient mal ; dans le premier cas, vous exagérez la sécrétion des sucs gastriques et sali-vaires, vous tenez en éveil, en activité des glandes qui auront à entrer en travail utile dans quel-ques moments, vous les fatiguez mal à propos et elles vous revaudraient cela un jour. Dans le se-cond cas, vous troublez les phénomènes de la di-gestion que vous rendez plus lente, pénible même : le bol alimentaire sera le véhicule du poison qui agira plus sûrement sur l'organisme ; et du reste si vous n'êtes encore qu'apprentis fumeurs, vous ris-quez la contre-épreuve.

Fumez des pipes à longs tuyaux ou des pipes à pompe, la nicotine, qui bout à 250° se condensant dans les premières parties froides qu'elle rencontre, l'huile empyreumatique, les produits pyrogénés, se déposeront en grande partie dans le tuyau et ce sera autant de gagné pour la bouche.

Jetez votre cigare à moitié brûlé, pour la même raison. — Ne rallumez pas un cigare éteint.

Fumez moins le cigare que la pipe, vous savez que le cigare contient plus de nicotine.

Fumez la cigarette, mais n'en abusez pas, elle sèche la bouche et sollicite à boire. (Il est vrai qu'on fume une petite quantité de tabac tout en fumant un nombre considérable de cigarettes, mais le papier y joue un trop grand rôle.)

Fumez du tabac sec, des cigares secs, la nicotine n'étant pas diluée comme elle le serait dans la vapeur aqueuse produite par la combustion d'un tabac humide, se décomposera plus rapidement et il y a chance pour qu'il en pénètre peu dans la bouche.

Ne fumez pas le soir au moment du coucher, le sommeil n'est plus aussi calme, il est même agité et le matin vous avez mauvaise bouche, la langue recouverte d'enduit saburral, vous vous sentez mal disposé.

Incidemment, nous disons que chiquer n'est guère plus mauvais que fumer ; salivant davantage, on rejette d'autant du poison, c'est-à-dire qu'on en absorbe à peu près la même quantité qu'en fumant. Quoique au collége vous vous montriez peu

délicats sur le choix de vos fumoirs, nous ne
vous ferons par l'injure de pousser nos conseils jus-
que-là.

Priser est également nuisible quant à l'intoxication.

Qu'ici nous profitions de leur attention inaccou-
tumée pour leur répéter une dernière fois qu'ils
ont tout à gagner à renoncer à cette habitude, rien
à y perdre : le travail seul dissipe l'ennui et fait
passer le temps.

L'ONANISME

Synonymie : *Masturbation.* — *Vice d'Onan.* — *Vice manuel*
— *Libertinage solitaire.* — *Manœuvre solitaire, etc.*

Vice presque aussi vieux que le monde, pratiqué par tous les peuples de l'antiquité historique : Hébreux, Égyptiens, Grecs, Romains.... Chinois, etc., traité et flétri, mais sans grand succès, par Hippocrate, Celse, Arétée, Galien, etc..., et qui n'a rien perdu de sa faveur pour arriver jusqu'à nous.

Pour ce sujet, après avoir indiqué les causes et dit quelques mots de la pathogénie, nous irons droit aux conséquences, faisant grâce au lecteur et à sa susceptibilité d'une foule de détails dans lesquels il nous répugne de le faire entrer.

Causes. — Singulier contraste, l'isolement et la vie en commun d'individus du même sexe et de parenté distincte sont les deux conditions les plus favorables pour contracter l'habitude de l'onanisme.

Dans l'*isolement*, pour peu qu'on reste désœuvré de corps et d'esprit, la pratique peut naître spontanément d'elle-même sans le concours d'autrui ou de circonstances extérieures ; l'habitude s'affirme d'emblée pour celui qui vient d'en découvrir ou d'en apprendre l'art et acquiert son summum d'intensité pour celui qui n'en étant plus à ses premiers désirs a du *tempérament*, est tourmenté par l'exaltation des sens et qui est dans l'impossibilité de les satisfaire autrement. — Quand il n'est pas le résultat d'état social ou de l'imprévoyance de la famille ou de ses représentants, l'isolement, dans la jeunesse, est le plus souvent recherché dans ce but.

La vie en commun pour des sujets de même sexe ! Voilà quant à ce vice la plaie permanente... nous allions écrire classique... des internats de tous

les temps. Colléges, pensionnats de filles ou de gar
çons, maisons d'éducation religieuses ou laïques, nul
établissement ne met à l'abri des atteintes du mal,
qui se rit de toutes surveillances mal entendues. C'est
de tradition, toutes les générations instruites ont
appris, pratiqué, enseigné là : l'initiation s'y fait sur
une vaste échelle et la pratique est solitaire ou col-
lective.

A cette pensée, combien de parents ayant grandi
dans ces maisons ne tremblent pas pour l'enfant
qu'ils y placent !

Dans les ateliers, dans les maisons de commerce,
c'est aussi par les rapports continus de travail, de camaraderie, entre adolescents d'âge à peu près le
même, que se développe et progresse l'habitude.

Les causes de l'onanisme nous sont connues, ce sont
celles que nous savons être communes aux trois agents
perturbateurs du développement de la jeunesse :
éducation mal dirigée, milieu social et surtout
mœurs de la famille ; exemples, conseils, compagnie
mauvaise, goût de la dissipation, légèreté de caractère, oisiveté ou paresse.

Causes occasionnelles. — **A** celles-ci viennent
s'ajouter, comme causes occasionnelles, la vue d'ima-

ges, de spectacles lascifs ou obscènes, la lecture de mauvais livres, etc... l'action du climat, de la saison ; l'alimentation excitante ; le séjour trop prolongé au lit, etc...; dans les classes inférieures, la promiscuité des sexes et la vie de famille trop intime, etc...; et, surtout pour les enfants, chez lesquels l'onanisme atteint sa plus grande fréquence, l'initiation aux pratiques honteuses par des précepteurs, des domestiques, des nourrices.

Causes pathologiques. — L'onanisme peut également reconnaître pour causes des altérations pathologiques, innées ou acquises, de la moelle, l'aliénation mentale et des névroses telles que l'hystérie, l'épilepsie ; quoique ces affections et surtout les dernières soient le plus souvent engendrées par l'onanisme, on ne met plus en doute aujourd'hui qu'elles ne puissent le causer.

Certaines maladies générales, la phthisie, les diathèses goutteuse et herpétique, l'arthritisme, sont connues pour prédisposer à l'onanisme, le déterminer ou en exagérer furieusement la pratique.

Sauf les éruptions syphilitiques qui sont peu ou pas douloureuses, toute inflammation de la peau ou de la muqueuse des organes génitaux, par

suite du prurit qui l'accompagne, est cause déterminante et immédiate d'onanisme (érythème, herpès,
intertrigo, prurigo, lichen, eczéma, de nature herpétique ou arthritique ou scrofuleuse) ; les affections
parasitaires, la gale..., etc., et surtout les ascarides
vermiculaires [1] échappés de l'anus, agissent de la
même façon.

D'accord avec les auteurs modernes, nous faisons
bon marché de l'extrême lubricité que les anciens
prêtaient aux individus dont les testicules ne sont
pas descendus dans le scrotum (cryptorchides) ; on
sait qu'ils sont stériles mais qu'ils peuvent avoir des
rapports sexuels complets quand un ou les deux
testicules se trouvent dans l'abdomen.

Doit-on ranger dans ces causes pathologiques la
prédisposition, dite cérébrale, dont sont atteints
certains individus à tête exaltée, pour lesquels la
vue d'un objet équivoque, le moindre souvenir éro-
tique est l'occasion d'éréthisme du système nerveux
et, par l'intermédiaire de la moelle [2], des organes gé-

---

[1] Dr Élie Goubert. — *Des vers chez les enfants et des
maladies vermineuses ;* chapitre oxyure, 1878.

[2] Les impressions morales du cerveau, les désirs dus à l'imagination, n'ont pas une action directe sur les organes génitaux,

nitaux ? S'ils ne sont pas déjà malades, et si cette prédisposition persiste, ils sont bien prêts de le devenir.

Celui dont les organes génitaux ou parties de ces organes (le tissu érectile notamment) sont plus développés, est-il plus enclin à la pratique vénérienne ? Dans tous les cas, ce développement exagéré appelle sur lui l'attention de l'intéressé ; mais combien plus souvent, sans avoir besoin d'invoquer pour quelques-uns une profession ou des exercices qui exposent ces organes à des frottements répétés, ce développement est-il le résultat d'habitudes antérieures !

En résumé, deux sortes de causes, des causes d'ordre social ou occasionnelles que règle pour les adolescents déjà grands ce que l'on appelle le tempérament, et des causes pathologiques ou causes organiques, héréditaires, innées ou acquises.

ainsi que nous le verrons à la pathogénie, ils ne peuvent se passer de la moelle épinière comme centre d'innervation ; ce que démontre l'insuffisance de la volonté à réveiller l'activité génitale si elle est endormie ou éteinte, à la créer si elle es nulle.

Pathogénie. — Hippocrate, ce sublime obser-
vateur qui a su soutenir par delà les siècles sa
réputation de grand génie, est encore, avec Willis,
celui de tous les auteurs qui ait assigné jusqu'à ce
jour à l'instinct sexuel sa localisation la plus vrai-
semblable dans l'économie. Le foyer de l'innervation
génitale, le siége du sens génésique ne résiderait ni
dans les parties sexuelles, ni dans le cervelet comme
le voulait Gall, ni dans le cerveau qui n'aurait sur
ces organes qu'un pouvoir incitateur et nullement
indispensable, mais bien d'après Hippocrate et
Willis dans la moelle épinière. Les auteurs contem-
porains se sont ralliés à cette opinion et localisent
ce sens plus spécialement dans les parties supérieures de la moelle, dans la portion cervicale (phénomène de l'érection dans les lésions traumatiques
de la moelle épinière cervicale, phénomènes de
l'érection et de l'éjaculation dans la mort par pen-
daison, etc.). Selon Budge, il existerait dans la
moelle épinière au niveau de la quatrième vertèbre
lombaire un centre génito-spinal « qui serait la

source des mouvements de la partie inférieure du canal intestinal, de ceux de la vessie et des canaux déférents ».

Pour Hippocrate et Willis, les excès vénériens proviendraient « d'un vice d'organisation » du siége médullaire du sens génital ; mais on admet aussi que ces excès peuvent exister en dehors de toute altération pathologique de la moelle et que l'impuissance peut être également le résultat « du même vice d'organisation » qui crée les excès.

Tous les organes étant liés par une intime réciprocité d'action et chaque partie d'un même appareil étant solidaire des autres, si la moelle est le moteur de l'excitation vénérienne elle est aussi la première à ressentir les effets des abus. Or, entre un fonctionnement approprié et sage (nous parlons naturellement des rapports sexuels pour ceux qui ont âge et caractère à cet effet) et le *libido*, l'excès habituel, il y a le même rapport qu'entre telle fonction s'exécutant et devant s'exécuter chaque jour (celle de la digestion par exemple) et les modifications qu'y apporteraient des écarts répétés de régime. Tant que le phénomène physiologique reste dans certaines limites, il est normal ; l'excès devient-il habituel, la maladie en est le résultat.

La limite entre l'usage et l'abus des rapproche-
ments sexuels varie selon les individus ; celui qui a
de la santé, de la vigueur pourra, s'il ne mésuse pas
trop, sacrifier à loisir à l'ardeur de ses désirs et de
ses besoins, autrement dit au *tempérament* appelé
génital, sans éprouver d'effet morbide. — Mais pour
l'onanisme, outre la flétrissure qui s'attache à chacun de ses actes et qui fait que la pratique réputée
honteuse s'exerce dans l'ombre et dégrade moralement, l'excès est la règle ; la possibilité de se con-
tenter à tout désir, le besoin sans cesse renaissant,
l'inassouvissement qui s'ensuit créent presque fatalement de l'état pathologique ; et l'habitude fût-
elle même modérée peut avoir de graves conséquences.

En résumé, le sens génital a son foyer d'innervation dans la moelle ;

L'altération pathologique de ce foyer engendre
soit l'exaltation du sens génital, les excès, soit la
paralysie de ce sens, l'impuissance ;

Les excès vénériens, qu'ils soient dus à des modifications innées ou acquises de la moelle, ou soient
exclusivement volontaires de la part de l'intéressé
réagissent tôt ou tard sur la moelle, sur ce foyer pour
l'affaiblir et le détruire.

5.

Conséquences. — Les conséquences de l'onanisme sont d'autant plus funestes que celui qui s'y livre n'a pas atteint la plénitude de son développement, qu'il est plus jeune, qu'il est dans la première enfance, ou qu'adolescent il est moins éloigné de l'époque de la puberté.

Elles sont en rapport avec le tempérament, la constitution, la force du sujet, ses antécédents héréditaires, les diathèses innées ou acquises, les maladies antérieures ou récentes, — et avec la fréquence des manœuvres et leur nature.

Que l'individu soit sain, d'une bonne santé, d'une bonne constitution et vive au milieu des conditions hygiéniques les plus favorables, pour attendre davantage, les atteintes du mal n'en seront pas moins pour lui aussi sûres, aussi profondes que chez le pauvre diable vivant misérablement ; — mais le premier aura sur l'autre de réparer plus rapidement les désordres causés par l'onanisme s'il s'en corrige à temps.

Que l'individu soit prédisposé à l'épilepsie, à l'hys-

térie, aux tubercules, aux scrofules, l'onanisme sera
l'occasion des premières manifestations de la maladie
en germe ; et compliquées l'une par l'autre, les
deux affections parcourront vite leurs diverses
phases pour toucher à la période finale.

Que l'individu soit disposé à l'onanisme par vice
d'organisation du foyer médullaire de ces organes,
la guérison est de nature plus rebelle que chez tout
autre.

L'onanisme[1] s'attaque à l'organisme tout entier :
troubles intellectuels et moraux, phénomènes nerveux proprement dits, troubles digestifs, cardio-pul-

---

[1] En raison des accidents pathologiques immanquables
qu'il engendre, l'onanisme habituel ne devrait pas être regardé seulement comme un vice réputé honteux ou antisocial
mais bien comme une maladie, une sorte de névrose dont les
manifestations sont continues, rarement intermittentes, et qui
débutant par l'éréthisme permanent du système nerveux vient
par la suite se confondre avec des affections du système nerveux bien caractérisées. Cette névrose, non encore compliquée
de ces affections, se distingue d'elles dans le principe par la
continuité, la gravité, l'aggravation de ses crises et plus tard
par l'usure rapide de l'organisme. Du reste, on tend à admettre
aujourd'hui que les excès incorrigibles d'onanisme sont dus à des

monaires, musculaires, tout ce qui est du domaine du système nerveux est frappé tôt ou tard ; ce sont là les conséquences directes de ce vice. — Le système nerveux épuisé, toutes les fonctions sont en souffrance et présentent de toutes parts accès à la maladie, toutes les affections, soit aigües soit chroniques, du cadre nosologique peuvent alors apparaître ; ce sont là les conséquences indirectes. — Enfin par *l'ébranlement du système nerveux*, terme créé en quelque sorte pour résumer les effets de l'onanisme, l'aliénation mentale, la démence, les névroses stigmatisant toute la descendance (épilepsie, hystérie, etc.), viennent comme phases ultimes prendre possession de ce qui reste de vivant de ce malheureux adepte du plaisir solitaire.

Pour l'enfant, pour l'adolescent, surtout pour celui sortant de l'époque de la puberté, *l'étiolement en pleine croissance*, *l'arrêt du développement*, sont plus particulièrement le résultat de ce vice.

---

modifications pathologiques, soit antérieures soit postérieures à la première pratique, du foyer médullaire du sens génital.

Chez l'adolescent les troubles névropathiques de l'onanisme sont plus diffus et se répartissent sur la totalité du système nerveux ; chez l'adulte ils se cantonnent de préférence sur la moelle épinière et sur le cerveau.

Un peu plus tôt un peu plus tard, suivant la résistance individuelle à ces troubles, la physionomie vient révéler la lutte que soutient l'organisme : à l'animation du visage, au coloris, à la fraîcheur du teint a fait place une pâleur maladive ; à l'éclat des yeux, au feu du regard des yeux ternes languissants et voilés, un regard sans intelligence et porté souvent en haut et en dedans ; la paupière supérieure est tombante, l'inférieure entourée d'une zone bistrée ; les traits sont fatigués et se creusent ; à l'expression gaie, franche, jeune a succédé une face sombre ou triste.

L'adolescent est mou, apathique, sans entrain ; il évite les exercices physiques et recherche la solitude ; il devient irascible, défiant, morose et taciturne ; ses digestions sont laborieuses et bientôt mauvaises, son appétit est capricieux et dépravé ; il est sujet à des palpitations ; sa respiration est par instants courte et fréquente ; il repousse tout effort de mémoire et tout travail d'esprit. La nuit qu'il attend et qu'il préfère au jour lui procure les hallucinations, les rêves voluptueux qu'il aime et dans la pensée desquels il s'endort : mais plus souvent le sommeil est agité, il y a de l'insomnie ou de la somnolence, du réveil en sursaut ; la nuit n'est plus la réparatrice des forces dépensées, c'est une nouvelle source de travail dans lequel viennent s'épuiser l'imagination, l'activité musculaire, etc...; pour lui, l'état de veille est comme permanent.

Système nerveux épuisé à force d'excitation, déperditions incessantes du liquide séminal, moral affaibli et mauvais, sommeil insuffisant, alimentation irrégulière, exercices corporels presque nuls : — voilà, si cet état persiste, et à l'exclusion même d'autres troubles, déjà de quoi chez l'adulte entamer la constitution la plus robuste ; qu'on juge ensuite des effets sur l'adolescent et sur son développement !

Tel est l'onanisme à son premier degré pour celui qui n'est entaché d'aucun vice constitutionnel.

Si l'on intervient, tout ne tarde pas à rentrer dans l'ordre et l'adolescent retrouve sa jeunesse, sa gaieté, sa santé ; mais il faut une surveillance longtemps continuée dans la crainte de nouvelles pratiques et avec elles de l'établissement définitif du vice.

Pour beaucoup et surtout pour l'adulte, les troubles en restent là si l'excès n'est pas habituel.

Quant au prédisposé, la maladie en germe

est en voie de formation si elle n'a pas encore évolué et les accidents onanistiques sont bien plus accentués.

Avec de nouveaux excès, les troubles de la nutrition ont grandi : la peau affecte une teinte terreuse, le corps a maigri, les chairs sont molles, les forces diminuent ; déjà la température moyenne du corps est moins régulière, le sujet est plus sensible aux variations de l'atmosphère, des alternatives de chaleur et de refroidissement simulent des stades de fièvre hectique. La chlorose et l'anémie, si fréquentes à l'époque de la puberté, s'affirment tous les jours et bientôt sont à leur comble. La moindre émotion, la moindre fatigue est cause d'angoisse, de palpitations tumultueuses, d'anhélation, de respiration haletante, précipitée, anxieuse, temps pendant lequel le phénomène de l'hématose s'exécute incomplétement; plus tard, ces crises se répétent à courts intervalles et sans causes appréciables et la sangnification devient insuffisante.

Les muscles, surtout ceux du dos et des membres inférieurs, s'émacient de plus en plus et finissent par déterminer de l'incertitude dans la démarche, l'affaissement du tronc et son incurvation en avant. Ils sont parcourus par des contractions, des soubresauts et le tremblement est bientôt habituel. Chez l'adulte, ce serait le moment de l'apparition des paralysies (paraplégie), des contractures; pour l'adolescent, c'est de la faiblesse généralisée portant sur le système musculaire de la vie animale et sur celui de la vie organique.

Les phénomènes sympathiques par action réflexe (convulsions partielles et générales, attaques épileptiformes, choréiformes, etc.), se montrent plus fréquents, surtout chez les sujets prédisposés héréditairement. Pour tous, les vertiges, les éblouissements, les troubles de la vue, résultat de l'appauvrissement du sang et de la débilité générale, sont habituels.

Les troubles intellectuels et moraux ont suivi une marche progressive : la solitude est une nécessité; le caractère s'assombrit chaque jour davantage, la peur, le remords, la timidité le dominent; les idées se ralentissent; la mémoire se perd, le jugement se fausse, l'intelligence baisse de plus en plus, les instincts se pervertissent, le sens moral disparaît.

Du côté des organes génitaux, chez les uns, la faiblesse génitale a remplacé les excès jusqu'alors couronnés, l'acharnement s'en est accru d'autant, c'est par un redoublement de manœuvres qu'ils parviennent au même résultat, jusqu'au moment de l'atrophie absolue des testicules ; chez d'autres, ce n'est plus de l'impuissance mais du priapisme et l'acte est *sec* ou *complet*. — Plus tard, il faudra avoir recours à l'introduction de corps étrangers dans le canal de l'urèthre pour obtenir quelque éréthisme ; l'uréthrite, les affections des voies urinaires en seront les conséquences. Le rectum reste rarement indemne dans la lutte.

Tel est l'onanisme à son deuxième degré.

La guérison alors est déjà bien compromise ; cependant elle est encore possible pour celui dont les excès ne sont pas dus à un vice inné ou acquis, mais pour l'adolescent il en est presque fait de la perfectibilité de son développement.

Enfin, *période ultime*, ses affections :

Affaiblissement des facultés intellectuelles pouvant aller jusqu'à la démence, l'abrutissement le plus abject ;

Aliénation mentale, quoique plus souvent cause qu'effet d'onanisme ;

Épilepsie, dont l'onanisme est une des causes

déterminantes, les plus certaines et les plus connues.

Hystérie, quoique très-rare dans le sexe mâle ;

Hypochondrie, affection pour ainsi dire inconnue
chez les jeunes gens ;

Les maladies organiques du système nerveux,
celles du cerveau et surtout celle de la moelle ;
myélites aiguës et chroniques, ataxie locomotrice,
etc., etc...

Mais, chez nos pauvres adolescents, les tissus
sont encore trop délicats, l'organisme trop jeune
pour résister à tant de secousses et ce sont ces
maladies auxquelles leur épuisement offre le flanc
qui entreront en scène : phthisies, pneumonie,
pleurésie, etc., auront bientôt fait leur œuvre,
épargnant ainsi à ces malheureux le triste spec-
tacle d'un développement arrêté dans sa fleur,
d'une vieillesse prématurée, ou à leur famille
celui d'un enfant déjà élevé, né sain avec toutes
les aptitudes désirables, aujourd'hui imbécile et
réduit à l'état de meuble par des infirmités incurables.

Traitement. — Pour un vice qui est inhérent à la société c'est déjà du traitement que de chercher à le prévenir. On y arrive en se pénétrant bien soi-même des causes de l'onanisme, en soustrayant l'adolescent à toutes les influences pouvant le faire naître, en exerçant sur lui et sur son entourage (camarades, domestiques, précepteurs) une surveillance incessante, toujours intelligente et circonspecte, *et surtout en lui donnant une bonne éducation.* Une régularité parfaite dans l'accomplissement des actes de chaque jour, une nourriture saine et jamais excitante, de l'exercice journalier au grand air, de la gymnastique ; la couchette un peu dure, une bonne direction du sommeil, le séjour au lit toujours de même durée, etc...... en un mot, l'hygiène de la jeunesse, sont autant de moyens préventifs et qui appartiennent à toute éducation bien entendue.

Quant à l'éducation en commun, quel que soit l'établissement qui la donne, si celle de la famille, celle-là même qui est la meilleure sauvegarde du vice, a laissé à désirer, nous doutons fort qu'on puisse garantir absolument l'enfant de mauvaises habitudes... Il suffit d'une brebis galeuse pour contaminer tout un troupeau. Il est vrai de dire qu'en raison de la multiplicité des exercices, d'une surveillance réellement effective, notre deuxième degré des conséquences, à moins de dispositions individuelles, est presque inconnu dans les colléges.

Chercher à découvrir le vice chez le sujet soupçonné de le pratiquer est chose délicate. La mère lit sur le visage de son enfant les premiers troubles ou les devine; sur l'adolescent le médecin scrute et trouve. Il faut souvent l'instinct de la mère, le tact et l'expérience du médecin pour ne pas toucher à faux, ce qui serait grave.

L'onanisme constaté, il y a à faire la part entre l'état antérieur, sain ou entaché héréditairement, et la cause qui a déterminé le vice, entre la puissance du raisonnement, de la persuasion chez l'un et les moyens coercitifs chez l'autre, — de toute façon, il faut se dire que l'adolescent aura, quoi qu'on fasse, l'action la plus directe sur sa guérison ou sur la continuation de son habitude ; on se rappellera que le petit enfant qui en use pourtant presque inconsciemment, arrive souvent à déjouer la surveillance de ses parents, malgré les moyens employés.

Le traitement proprement dit sera moral : les conseils, le raisonnement ; et il sera hygiénique. L'hydrothérapie, les douches en jet et en pluie, la gymnastique, l'escrime, la vie au grand air, la fatigue musculaire, etc., et les moyens que nous donnions comme préventifs, seront simultanément mis en œuvre. — Il ne faut pas trop compter sur les médicaments dits antiaphrodisiaques, et à part le bromure de potassium nous n'en voyons aucun sérieusement efficace.

Dans certains cas, notamment pour les enfants, et même pour des adolescents dont on ne peut rien obtenir, on aura recours à des *moyens mécaniques :* camisoles, caleçons, chemises, ceintures, appareils spéciaux, — quoiqu'ils ne remplissent pas toujours le but attendu.

Nous passons sous silence les *moyens chirurgicaux* (infibulation, etc.), pratiques barbares et d'efficacité nullement démontrée [1].

---

[1] Ce que nous venons de dire pour les conséquences de l'onanisme s'applique également aux excès des rapports sexuels.

L'ALCOOLISME

L'alcoolisme est la maladie toxique engendrée par l'abus des boissons spiritueuses.

Il s'agit ici d'une affection excessivement grave et qui intéresse la société au plus haut point : l'alcoolisé a la vie courte, il est aliéné ou atteint de maladies généralement incurables qui tuent vite; il est sous la menace permanente des accidents traumatiques, des maladies intercurrentes, du suicide, de l'attentat à la personne, à la propriété, etc... Il est stérile ou peu fécond, sa descendance ne dépasse pas le bas âge ou est frappée des mêmes affections et de vices constitutionnels transmissibles. — Or, aucune maladie n'est aussi universellement répandue, aucune n'est aussi fatale pour décimer une population, faire dégénérer une race ; aucune n'a eu en France une marche aussi formellement progressive et n'est appelée à être aussi meurtrière. A Paris, d'après M. Lancereaux [1], le vingtième des individus qui succombent dans les hôpitaux meurt d'alcoolisme ; nos établissements d'aliénés regorgent d'alcoolisés ; plus du quart des malades y ont été placés pour cette cause : de 1826 à 1835, il y avait 8 pour 100 de fous alcooliques à Charenton, de 1857 à 1864 on en compte 24 pour 100 ; à Bicêtre, de 1855 à 1862, en sept années, la proportion des alcooliques avait doublé, de 12,78 pour 100 elle a monté à 25,24 pour 100 (statistiques citées par M. Lancereaux). D'après les relevés statistiques du suicide dans tous les pays, un grand

---

[1] Article *Alcoolisme* du *Dictionnaire encyclopédique des sciences médicales*, travail le plus magistral, le plus remarquable, qui ait été encore écrit *ex professo* sur cette question et auquel nous faisons de nombreux emprunts ; notre paragraphe de l'anatomie pathologique est en grande partie empruntée à celui de M. Lancereaux, un des maîtres les plus compétents en cette matière et le premier qui ait bien fait connaître les lésons anatomiques des alcooliques.

nombre, le cinquième et plus dans certains pays, des gens qui attentent à leurs jours sont des alcooliques ; ils agissent soit dans un accès d'ivresse ou sous l'empire de la lypémanie, soit même de sang-froid. 50000 personnes en Angleterre, 10000 en Russie meurent annuellement d'alcoolisme [1].

Toute boisson fermentée (vin, cidre, poiré, cormé, bière, etc.), fermentée et distillée (alcool, eau-de-vie, rhum, kirsch, rack, genièvre, etc.) est

---

[1] Ce petit ouvrage était achevé comme paraissait dans le dernier *Bulletin de la Société de tempérance* de l'année 1877 un excellent travail du Dr Lunier (*De la production et de la consommation des boissons alcooliques en France et de leur influence sur la santé physique et intellectuelle des populations*), dans lequel se trouvent des tableaux indiquant pour chaque département le chiffre de la consommation par habitant des boissons alcooliques en 1873, le nombre d'inculpés pour ivresse publique sur 10 000 hab. de 1874 à 1876, le chiffre des morts accidentelles par excès de boissons sur 100 000 hab. de 1872 à 1875, celui des cas de folies de cause alcoolique sur 100 admissions de 1867-1869 à 1874-1876, celui des suicides par excès de boissons proportionnellement sur 100 suicides. Nous conseillons vivement de consulter ce livre ; nous en extrayons les relevés statistiques suivants.

ÉL. GOUBERT. 6

DÉPARTEMENTS	CONSOMMATION PAR TÊTE EN 1875, DE				RÉSULTATS CONSTATÉS			
	alcool.	vin.	cidre.	bière.	Inculpés pour ivresse publique sur 10,000 habit. 1874-1876	Mort accident. par excès de boissons sur 100,000 habit. 1872-1875	Folies de cause alcoolique sur 100 admissions. 1867-69 — 1874-76	Suicides par excès de boissons proportionnés
	litres	litres	litres	litres				
Seine-Inférieure .	10,00	21,0	76,14	9,60	76,62	1,81	22,65	9,9
Calvados.	6,80	8,1	182,24	5,48	24,63	1,54	29,37	23,3
Pas-de Calais. . .	6,34	10,8	0,78	152,79	18,50	1,13	8,65	19,4
Seine.	5,29	210,9	1,97	12,90	74,20	0,17	13,39	20,6
Manche.	5,16	5,0	169,80	1,57	15,17	1,84	19,51	55,0
Ardennes.	3,96	27,1	5,49	170,05	16,50	1,09	21,63	10,5
Rhône.	2,08	182,7	»	7,12	52,03	2,64	11,61	15,8
Hérault, etc. . . .	1,04	500,0	»	7,46	4,59	0,99	14,97	11,1
France moyenne.	2,84	119,2	19,60	21,15	25,25	1,12	14,36	15,4

« Pour l'ensemble de la France, la consommation de l'alcool par tête a suivi la progression suivante :

$$
\begin{array}{ll}
1831. & 1^{lit},09 \\
1841. & 1\ ,49 \\
1851. & 1\ ,74 \\
1861. & 2\ ,25 \\
1866. & 2\ ,55 \\
1869. & 2\ ,54 \\
1875. & 2\ ,84 \\
\end{array}
$$

« La proportion des cas de folie déterminés par les excès de boisson a suivi la même progression :

1838. Folies de cause alcoolique sur 100 admissions.			7,64
1841.	—	—	7,83
1856-58.	—	—	8,89
1864.	—	. .	10,22

alcoolique et agit sur l'économie surtout par l'alcool
qu'elle contient [1].

| 1867-69. | — | — | 14,78 |
| 1874-76. | — | — | 13,94 |

« Proportion des morts volontaires attribuées soit à des accès
d'ivresse, soit à l'ivrognerie habituelle :

1849. . . .	Proportion sur 100 suicides.	6,69
1869. . . .	—	 12,98
1872. . . .	—	 11,61
1873. . . .	·	 10,52
1874. . . .	—	 10,18
1875. . . .	—	 10,36
1876. . . .		 13,41

[1] Outre le degré de concentration de l'alcool pour chacune
de ces boissons, on doit tenir compte, en pathologie, de la nature même du liquide · l'eau-de-vie agit surtout sur le système
nerveux, le vin sur les voies digestives et urinaires, cependant
les vins mousseux ont une action plus directe sur le système
nerveux ; l'ivresse par le vin est dite moins grave que l'ivresse
par l'eau-de-vie, l'ivresse par la bière serait plus dangereuse
que par le vin ; la bière produit l'obésité, diminue l'activité
organique et provoque la glycosurie, le cidre aurait la même action et agirait également sur le système nerveux et les voies
digestives. L'essence (absinthe, etc.) surajoute sa nocuité à
celle de l'alcool qu'elle aromatise. — La meilleure de toutes les
boissons alcooliques est le vin *naturel* ; après lui viennent la
bière et le cidre ; mais on ne devrait jamais faire un usage habituel des eaux-de-vie et des liqueurs, et surtout des eaux-de-
vie d'industrie.

L'abus des boissons fermentées a existé de tout temps, celui des alcools remonte au seizième siècle avec la vulgarisation chez tous les peuples de l'art de la distillation des boissons fermentées qu'avaient découvert les Arabes (Albucasis, croit-on), vers le douzième siècle, bien après les Chinois cependant.

Tour à tour regardé comme poison, médicament (aqua vitæ), panacée à tous les maux, l'alcool n'a vu son usage se répandre largement en France que vers la fin du dix-septième siècle quand sa vente fut autorisée pour tous et n'appartint plus exclusivement aux pharmaciens ou à la corporation des distillateurs. L'alcool était avant cette époque et est resté depuis la boisson favorite et en quelque sorte habituelle des habitants du Nord; l'abus a été si grand, les conséquences si graves qu'il fallut à certaines époques pour prévenir une dépopulation de ces contrées chaque jour plus sensible y réglementer sa consommation et sévir avec la dernière rigueur contre l'ivrogne.

En France, le vice a acquis des proportions désolantes dans les départemens du Nord, du Pas-de-Calais, de la Somme, de la Seine-Inférieure, de l'Eure, du Calvados, de la Manche, des Côtes-du-Nord, du

Finistère, de l'Aisne, des Vosges, etc., c'est-à-dire dans les départements qui consomment des alcools d'industrie ; dans ces départements, la proportion des suicides par des alcooliques s'élève au sixième, au cinquième du chiffre officiel, celle des fous alcooliques au cinquième, au quart des individus renfermés. Il est à remarquer que l'ivrognerie est relativement rare dans les départements qui ne consomment que du vin et de l'alcool de vin.

L'*alcoolisme* est dit *aigu* quand les manifestations sont de courte durée et suivent l'ingestion de boissons alcooliques prises en excès, *chronique* quand, l'usage immodéré étant habituel, elles sont précédées d'une période d'incubation, quand elles sont continues et constituent par l'ensemble, la marche des phénomènes une maladie bien caractérisée.

ALCOOLISME AIGU

INTOXICATION AIGUE PAR L'ALCOOL.

Les accidents nerveux connus sous le nom d'*ivresse*, les troubles digestifs qui précèdent, ac-

6.

compagnent ou suivent l'ivresse et qui peuvent manquer, l'*ivresse convulsive* et l'*ivresse apoplectique*, telles sont ordinairement les diverses modalités de l'alcoolisme aigu. A la première appartient la forme commune : quelques heures, vingt-quatre heures de cet état et tout est dissipé sans laisser de traces apparentes ; d'autres fois la sécheresse de la bouche, l'empâtement de la langue, l'inappétence, les aigreurs et les nausées survivent quelques jours auxtroubles nerveux, et l'embarras gastrique accompagné ou non d'ictère est plus ou moins accusé. Les deux dernières formes peuvent être graves, l'ivresse convulsive affecte le caractère de l'épilepsie, du délire furieux et peut en avoir toutes les conséquences immédiates, l'ivresse apoplectique simule l'attaque d'apoplexie ; celle-ci se rencontre de préférence dans les pays froids ou dans nos contrées par des temps très-froids ou par suite du passage d'un lieu chaud dans un lieu froid. Dans ces deux états la mort peut être subite ; à moins d'accidents traumatiques, la guérison ne se fait pas plus attendre que pour l'ivresse commune.

L'apparition et l'intensité des troubles sont subordonnées à la quantité, à la nature du liquide absorbé, à l'âge, au sexe, à la constitution, etc., du buveur ; la race, la saison, le climat, etc.., influent également sur les manifestations.

Les phénomènes de l'ivresse se décomposent en deux périodes : le réveil de la force musculaire, l'exaltation des idées, l'exagération de la sensibilité, etc., la gaieté bruyante, la loquacité, les démonstrations intempestives, l'aspect congestif de la face etc., l'accélération de la respiration, les battements précipités du cœur, l'augmentation de la sécrétion urinaire, caractérisent la *période d'excitation :* à celle-ci succède insensiblement la *période de dépression :* troubles des idées, obscurcissement de la vue, pâleur du visage, altération des traits, mouvements non coordonnés, démarche chancelante, engourdissement puis abolition de la sensibilité, de la motilité, de l'intelligence ; la respiration se ralentit ou devient stertoreuse, le cœur est tumultueux ou bat à peine, les sphincters se relâchent, la pupille est dilatée. En un mot toutes les fonctions organiques, excitées dans la première période, déprimées dans la seconde, sont finalement frappées de mort apparente.

A l'autopsie d'individus morts d'ivresse, on observe d'une façon constante la congestion, et souvent l'hémorrhagie, des poumons, des méninges et même du cerveau ; le sang est noir, liquide et colore très-nettement la membrane interne du cœur et des vaisseaux, de petits caillots remplissent en partie les cavités du cœur et des grosses veines. Le cerveau, le foie et la plupart des organes exhalent une odeur d'alcool, les ventricules cérébraux contiennent souvent un liquide à odeur semblable ; du reste on sait aujourd'hui, grâce aux savantes recherches de MM. Ludger, Lallemand, Duroy et Perrin, qui sont arrivés à extraire de l'alcool du sang, du cerveau, du foie d'un homme mort d'ivresse, que l'alcool absorbé ne subit aucune modification chimique appréciable dans le corps humain et est éliminé en nature. — On a signalé des hépatites suppurées, des pneumonies suppuratives survenues à la suite d'excès alcooliques et ayant évolué avec une rapidité surprenante.

L'odeur exhalée par le malade, les signes commémoratifs établissent le diagnostic, d'une si grande importance en médecine légale ; mais quand il y a complication de congestion cérébrale ou que l'état comateux de l'ivresse simule une lésion cérébrale, ce diagnostic peut devenir embarrassant. Certaines intoxications, notamment celles procurées par le tabac, l'opium, le haschich, la belladone, la stramoine, etc., peuvent simuler l'ivresse alcoolique.

Le pronostic est loin d'être toujours favorable ; non-seulement les accès répétés préparent l'alcoolisme chronique, mais par la violence des troubles fonctionnels, l'alcoolisme aigu créé de la disposition morbide, et quand la dose d'alcool est élevée, est toxique, que l'ivresse affecte les formes convulsives et du coup de sang, la mort subite ou rapide en est fréquemment le mode de terminaison.

Ce qui vient ajouter à la gravité de l'alcoolisme aigu, c'est qu'on ne connaît pas d'antidote à cet empoisonnement. Le traitement est donc surtout celui des symptômes. On a préconisé avec quelque raison l'ammoniaque et ses composés, le café, l'eau vinaigrée, les révulsifs aux membres inférieurs, la saignée chez les individus sanguins atteints d'ivresse apoplectique, etc... Comme pour toute intoxication, si on a lieu de supposer que l'alcool n'est pas encore complétement absorbé, on administrera un vomitif.

ALCOOLISME CHRONIQUE

INTOXICATION CHRONIQUE PAR L'ALCOOL.

L'alcoolisme chronique est une affection causée par l'abus habituel des boissons alcooliques ; complexe dans ses manifestations qui sont surtout d'ordre nerveux et digestif, elle l'est aussi dans ses lésions, et si elle emprunte souvent à d'autres maladies ses formes morbides, ses caractères tant subjectifs qu'anatomiques sont suffisamment tranchés pour lui faire occuper aujourd'hui sa place dans le cadre nosologique.

Anatomie pathologique. A l'autopsie d'un buveur dont aucun état morbide de nature alcoolique bien prononcé ne faisait prévoir la fin prochaine et qui meurt soit d'une maladie intercurrente, soit dans un premier accès de *delirium tremens* ou des suites d'une chute, d'une plaie qu'il s'était faite dans une nouvelle crise d'ivresse, autrement dit à l'autopsie de celui qui n'est alcoolisé que depuis peu, on constate généralement :

Du côté des voies digestives, la dilatation de l'estomac avec amincissement des parois, une muqueuse injectée rougeâtre présentant çà et là et surtout dans la portion cardiaque des plaques érythémateuses avec des pointillés ecchymotiques ; ou, si l'habitude était plus ancienne et si l'eau-de-vie a été la boisson presque exclusive, le rétrécissement de l'estomac avec épaississement de la muqueuse et des parois, les mêmes plaques qui dans la portion moyenne et pylorique sont d'un gris d'ardoise. Souvent, mêmes altérations de la muqueuse du duodénum, du cæcum et quelquefois de la partie inférieure de l'œsophage.

Le foie, qui est le premier organe atteint par l'intoxication chronique, est immanquablement *gras*, il est pâle ou jaunâtre, mou et flasque, le couteau qui le sectionne est recouvert sur ses deux faces d'une couche de graisse, et au microscope les cellules sont trouvées gorgées de globules graisseuses son volume est généralement augmenté, surtout au niveau de son bord abdominal.

La pneumonie aiguë est habituellement la maladie intercurrente qui frappe de préférence l'alcoolisé ; née d'une prédisposition, elle a un caractère spécial : c'est le sommet ou la partie centrale des poumons, dans une étendue restreinte, qui est surtout affecté ; l'inflammation arrivant rapidement à la suppuration, l'agitation, le délire, les phénomènes typhoïdes ataxo-adynamiques simulant l'attaque de *delirium tremens*, sont d'une fréquence pathognomonique. Après la pneumonie, la pleurésie est commune chez l'ivrogne, les symptômes subjectifs sont souvent nuls ou à peine accusés, l'épanchement est peu considérable, mais les adhérences pleurales sont très-marquées. Le froid, pendant l'excès, a une grande part dans l'apparition de ces maladies.

Si la mort s'est produite dans un accès de *delirium tremens*, on peut observer de la congestion pulmonaire avec ou sans infiltration sanguine, surtout à la base et aux bords supérieurs des poumons. Mais les méninges, le cerveau, le cervelet n'offrent encore rien d'anormal à la vue ; cependant au microscope on peut déjà constater, principalement dans les circonvolutions, la dilatation, la sinuosité

des capillaires (hypérémie cérébrale), et par place
un commencement de dégénérescence granulo-
graisseuse de leurs parois ; dans la substance grise
quelques cellules sont en voie d'altérations sem-
blables. — Cette modification atrophique est cause
possible de stase sanguine et de troubles dans la
circulation cérébrale.

Le buveur était-il alcoolisé depuis longtemps,
voici les lésions que révèle l'autopsie :

Voies digestives. — L'estomac a sa cavité plus
souvent rétrécie que dilatée, ses parois sont plus ou
moins indurées et quelquefois le siége d'inflammation suppurative, la muqueuse est épaissie, indurée
ou ramollie, elle est tapissée de nombreuses plaques ardoisées et présente parfois une ou plusieurs
ulcérations (gastrite alcoolique ulcéreuse, Leudet)
pouvant même comprendre les parois et déterminer
la perforation ; les glandes sont hypertrophiées et
ont subi la dégénérescence granulo-graisseuse.

Ces mêmes lésions peuvent se rencontrer dans
l'œsophage, le duodénum et au cæcum.

Les altérations du foie sont typiques : ou le *foie*
est *gras*, et ce sont alors les cellules hépatiques

ÉL. GOUBERT. 7

qui sont le siége de la lésion, ou il est atteint d'*hépatite interstitielle* ou *cirrhose*, et c'est la trame de tissu conjonctif qui est intéressée.

Dans le premier cas, le foie est augmenté sensiblement de volume, il est gras en totalité, il est jaune mat ou fauve, mou, exsangue, les cellules hépatiques gorgées de graisse sont déformées, elles sont rondes et compriment les capillaires; la vésicule non modifiée renferme quelquefois avec une bile normale des calculs de cholestérine.

Dans le deuxième cas, si la cirrhose est récente, on observe la prolifération du tissu conjonctif, l'augmentation de volume du foie et une vascularisation anormale, et si elle est ancienne la transformation fibreuse du tissu conjonctif, la rétraction, l'induration du foie dont la surface est bosselée et inégale, la vascularité moindre; l'ascite ne fait jamais défaut, le sujet est d'une grande maigreur, il n'y a pas d'ictère.

L'hépatite diffuse aiguë a été quelquefois observée, et l'ictère est alors habituel.

Le *mésentère*, le *grand épiploon* sont surchargés de graisse; le péritoine peut *parfois* être atteint d'inflammation pseudo-membraneuse chronique (Lancereaux) ou recouvert de petites masses granuleuses analogues aux granulations tuberculeuses de la phthisie aiguë.

Méninges. — A la face interne de la dure-mère, entre la dure-mère et l'arachnoïde, s'étalent parfois des plaques de tissu conjonctif de nouvelle formation contenant dans leur trame de petits capillaires (pachyméningite) se déchirant facilement et ayant formé par place de petites hémorrhagies représentées sous forme de pointillés de rouges d'un véritable caillot (hématome de la dure-mère). La voûte du crâne est le siége le plus ordinaire de ces néoplasmes qui compriment le cerveau et donnent lieu à des manifestations plus ou moins accentuées.

L'arachnoïde et la pie-mère, surtout sur la face supérieure des hémisphères du cerveau et sur la grande circonférence du cervelet, sont fréquemment épaissies, souvent adhérentes, leurs vaisseaux sont dilatés, et les parois des vaisseaux et membranes elles-mêmes subissent par place une dégénération graisseuse; çà et là se voient de petits points ecchymotiques.

Cerveau. — A la dilatation des capillaires, à la dégénérescence granulo-graisseuse de leurs parois et d'un nombre variable de cellules nerveuses, que nous avons vu caractériser l'anatomie pathologique du *delirium tremens*, succède ordinairement *l'atrophie du cerveau, la mortification de la substance cérébrale*. Cette lésion, qui peut n'avoir pas été précédée de dégénérescence graisseuse, est celle de l'*encéphalite chronique* ou *sclérose de l'encéphale* et répond à celle de la cirrhose du foie (développement anormal du tissu conjonctif, transformation fibreuse de ce tissu, sa rétraction et diminution de volume de parties ou de la totalité de l'organe) ; elle est diffuse ou partielle et occupe de préférence la substance grise de la périphérie du cerveau ou du cervelet, les corps striés et les couches optiques.

D'autres fois, qu'elle ait été précédée d'un travail inflammatoire, ou qu'elle soit elle-même primitive, la dégénération graisseuse a envahi une portion plus ou moins considérable de la masse encéphalique ; vaisseaux, éléments nerveux, tissu cellulaire, tout ce qui est compris dans cette portion de la substance cérébrale subit la transformation, et finalement le tout n'est plus qu'un amas de bouillie dans laquelle nagent des filaments de tissu conjonctif. Au niveau de cette altération existe souvent à la surface du cerveau une dépression plus ou moins profonde.

Les vides qui se font dans le crâne par le *retrait* ou le *ramollissement* de la substance cérébrale sont comblés par le liquide céphalo-rachidien.

Moelle. — Les lésions sont les mêmes que celles du cerveau, mais paraissent bien moins fréquentes.

Les *troncs* et les *filets nerveux* peuvent également quoique bien plus rarement, être affectés.

Voies respiratoires. — Les voies respiratoires, qui sont avec les reins et la peau les organes d'élimination de l'alcool, présentent, outre la *laryngo-bronchite* habituelle, soit de la *congestion pulmonaire* avec ou sans infiltration sanguine, soit de la *pneumonie* avec les caractères décrits, ou, au milieu d'un parenchyme enflammé, des *granulations miliaires*, expression de la *phthisie granuleuse*, qui, si elle n'est pas due exclusivement à l'alcoolisme, reconnaît l'abus des alcools pour une de ses causes prédisposantes ; à part cette affection, les autres manifestations pulmonaires peuvent n'avoir d'autre origine que l'intoxication alcoolique chronique.

Appareil de la circulation.—Le cœur, augmenté de volume, est chargé de graisse surtout à sa base, son tissu musculaire est plus ou moins jaune, mou et friable (dégénérescence graisseuse) ; ses cavités sont dilatées avec ou sans hypertrophie des parois. Le cœur peut présenter des altérations valvulaires.

Lésions possibles et quelquefois observées : inflammation adhésive (pyléphlébite adhésive) de la veine porte et même des veines iliaques et de la veine cave inférieure (Lancereaux), de l'artère pulmonaire (Lancereaux); — plaques athéromateuses d'artères.

Le sang est gras ; il charrie des globules de graisse.

Voies génito-urinaires. — Les *reins*, qui filtrent l'alcool en nature, sont affectés ou de *dégénérescence graisseuse*, ou de *sclérose;* ces deux formes du mal de Bright sont fréquentes, et peuvent ne reconnaître d'autre cause que l'abus des boissons alcooliques.

Les organes génitaux, et surtout les testicules, sont le plus souvent atrophiés.

Appareil de la locomotion. — Lésions possibles et fréquentes : atrophie et dégénération graisseuse des muscles (tous les muscles, même ceux de la langue du larynx, peuvent être atteints).

Os. — Substitution partielle de la graisse à la substance osseuse.

Tissu cellulaire sous-cutané et interorganique, résorbé ou surchargé de graisse.

Lésions de la gastrite chronique, de la gastrite ulcéreuse alcoolique; foie gras, ou cirrhose du foie ; — inflammation chronique, quelquefois aiguë, des voies respiratoires ; — sclérose du cerveau, de la moelle, des reins; ou dégénérescence graisseuse du cerveau, de la moelle, des reins; dégénérescence graisseuse des muscles (y compris le cœur), des os; atrophie des organes génitaux, maigreur excessive du corps, ou surcharge graisseuse du tissu cellulaire interorganique : telles sont les altérations anatomiques observées à l'autopsie d'un vieux buveur. — Ces lésions, à part peut-être celles de l'estomac et des voies respiratoires, se rapportent à deux types pathologiques : à l'*inflammation hyperplasique du tissu conjonctif* (et ses conséquences, l'induration et l'atrophie des organes, l'adhérence des séreuses) et à la *dégénérescence granulo-graisseuse des organes*. L'un et l'autre peuvent s'exclure ou se rencontrer, pour des organes différents, chez le même individu. D'après ses observations personnelles, M. Lancereaux tend à admettre que la dégénérescence graisseuse est surtout l'apanage des gens à profession sédentaire, et que l'hyperplasie conjonctive (et la phthisie granuleuse) atteint de préférence les gens adonnés à des travaux rudes, forts de la halle, charretiers, etc.

Les lésions du cerveau, de la moelle, des reins, des organes génitaux, peuvent manquer ou être à peine accusées ; celles de l'estomac et du foie sont constantes chez tout alcoolisé.

Symptomatologie, troubles fonctionnels. — Les troubles digestifs et les troubles nerveux sont les manifestations les plus communes et les plus caractéristiques de l'alcoolisme chronique.

Aux troubles digestifs appartiennent l'état saburral, la sécheresse habituelle de la bouche, l'inappétence ou la dépravation de l'appétit, le dégoût pour tout aliment solide, et finalement l'ingestion presque exclusive des boissons alcooliques (alors seule nourriture du buveur [1]), la sensation de plénitude, le météorisme de l'estomac que remplissent des gaz, de la gastralgie, les nausées et les vomissements du matin, la *pituite*, sous forme de liquide blanc, filant, visqueux, et que peut colorer la bile en excès dans l'estomac (tous symptômes de la gastrite alcoolique chronique) ; — les vomissements fréquents de matières aqueuses, quelquefois bilieu-

---

[1] Les boissons alcooliques nourrissent-elles? Oui, d'après Todd et son école, non pour les autres, qui refusent à l'alcool toute qualité alimentaire et ne voient en lui qu'un stimulant. Cependant ces derniers commencent à convenir que l'alcool retarde la déperdition que pourraient sans alimentation subir les tissus.... L'alcool pris à doses modérées et hygiéniques soutient, nourrit et permet de manger moins souvent, dit M. Perrin, non en augmentant la recette mais en faisant diminuer la dépense, parce que l'alcool produit une diminution dans l'exhalation pulmonaire de l'acide carbonique, parce que ne se décomposant pas dans le sang, autrement dit ne fixant pas l'oxygène pour diminuer l'exhalation de l'acide carbonique, il ralentit l'activité de l'oxydation intra-vasculaire et par conséquent la production de la chaleur animale.
. L'abaissement de la température du corps humain par suite d'ingestion d'alcool n'est pas sensible à nos moyens d'exploration, la thermométrie, mais elle ne peut être mise en doute, elle est la conséquence nécessaire de la diminution de l'exhalation de l'acide carbonique.

7.

ses, noirâtres, sanguinolentes et même sanglantes (symptômes de la gastrite alcoolique ulcéreuse); — les coliques, des alternatives de diarrhée et de constipation, les selles pâles et argileuses, quelquefois sanguinolentes, concurremment avec l'augmentation de volume du bord antérieur du foie révélée par la palpation et la percussion (symptômes de gastro-entérite et de foie gras); — de la constipation opiniâtre, quelquefois des selles séreuses et sanguinolentes, de l'inappétence, des digestions pénibles, conjointement avec de l'ascite et un amaigrissement graduel (symptômes de la cirrhose du foie).

Les troubles gastriques sont les premiers à se montrer chez le buveur, et persistent aussi longtemps que dure l'habitude des excès, ou sont permanents si l'alcoolisme chronique est dans une période avancée.

Les *troubles nerveux* intéressent les trois modes fondamentaux de l'innervation : la sensibilité, la motilité, l'intelligence ; d'où trois modes de manifestations qui peuvent se succéder, se montrer simultanément ou séparément chez le même individu.

Des picotements, des sensations bizarres, de la formication, ressentis le soir et la nuit, surtout aux extrémités inférieures; de l'*anesthésie* cutanée et même musculaire, temporaire ou continue, partielle ou générale, des extrémités inférieures et supérieures, et plus tard du tronc et même de la face; de l'*hyperesthésie*, ordinairement partielle, fréquente à la plante des pieds et aux points d'émergence des nerfs, tels sont, avec les troubles de la vue, de l'ouïe, la céphalalgie, les vertiges, l'insomnie et les cauchemars, les *désordres caractéristiques de la sensibilité*, qui est ainsi pervertie, abolie ou exagérée.

Les troubles de la *motilité* comprennent le *tremblement*, phénomène si commun chez le buveur; d'abord intermittent et localisé aux membres supérieurs, plus tard continu et général, le tremblement peut gagner les muscles des lèvres, de la langue, et rendre le parler incompréhensible ; les *crampes*, les *convulsions* partielles ou générales, l'*épilepsie alcoolique* ; enfin, la *paralysie* n'occupant au début qu'un groupe de muscles des extrémités et s'étendant par la suite au tronc et à la langue ; celle-ci n'est envahie qu'en dernier lieu, ce qui est le contraire dans la maladie connue sous le nom de paralysie générale.

Les troubles de l'*intelligence* sont caractérisés par l'affaiblissement et l'obtusion graduelle de toutes les facultés, pouvant aller jusqu'à l'*imbécillité* et la *démence*; par la *folie*, ayant pour formes les plus communes la manie, la lypémanie (hallucinations de nature triste ou menaçante, délire lypémaniaque, tendance au suicide, à l'homicide, etc.), folie intermittente ou permanente.

Le *delirium tremens* ou manie alcoolique est une forme de la folie alcoolique aiguë; il survient dans le cours de l'alcoolisme chronique, ou à la suite d'excès alcooliques, chez l'individu qui s'adonne aux spiritueux depuis un certain temps; il se traduit d'emblée par le désordre des idées, l'incohérence des paroles, une agitation excessive, un tremblement incessant du corps et surtout des membres, par l'hallucination de la vue, parfois par des accès de fureur; la face est animée, les traits sont crispés ou grimaçants, les yeux injectés brillants ou hagards, les lèvres tremblantes; par moment, la respiration est accélérée et haletante; la soif est très-vive, l'insomnie habituelle. La crise dure de deux à plusieurs jours, souvent avec des alternatives de calme et d'exacerbation; enfin, un profond sommeil met un terme à cet état, mais la mort est une des terminaisons possibles.

Les autres troubles sont loin d'avoir la fréquence des précédents; ils ont les manifestations extérieures des maladies qu'ils représentent et à part les quelques particularités que nous allons signaler, ils n'ont rien de spécial à l'affection qui nous occupe; et, n'étaient les lésions anatomiques de même nature, leur apparition généralement contemporaine avec les états gastriques et nerveux, on hésiterait à les rattacher à l'alcoolisme chronique.

L'affection chronique du larynx et des bronches se distingue par la voix enrouée, rauque et aphone, par les quintes du matin, la toux rauque et l'expectoration abondante de crachats filants. La pneumonie a les caractères que nous avons donnés. La tuberculose granuleuse parcourt ses périodes bien plus rapidement que la phthisie ordinaire; d'autres fois elle tue en quelques semaines, c'est alors de la phthisie galopante. Le docteur Lancereaux fait remarquer que la tuberculose granuleuse atteint de préférence les buveurs robustes et occupés à des travaux pénibles, les forts de la halle, etc. La difficulté des mouvements et de la locomotion, l'aphonie quand les muscles du larynx sont envahis, la faiblesse des battements du cœur quand celui-ci est atteint, les douleurs violentes dont les os sont le siége, leur diminution de solidité, leur tendance aux fractures, indiqueraient la dégénérescence graisseuse des muscles et des os, si déjà des troubles nutritifs n'avaient depuis longtemps frappé ces organes. Quant à la maladie de Bright, aux affections de la circulation, elles n'ont pas dans l'alcoolisme de caractères spéciaux.

Le corps du vieux buveur est d'une maigreur excessive et porte le cachet de la cachexie, la peau a perdu sa coloration, elle est d'une teinte terreuse ou jaunâtre. L'amaigrissement fait place à de la bouffissure, à de l'infiltration œdémateuse avec l'évolution des maladies du cœur et des reins. — La face dans les premiers temps des abus était, d'après l'expression usitée, enluminée ; plus tard elle a la teinte du corps, l'hébétude est sa seule expres-

sion. Quand les troubles sont exclusivement nerveux, le buveur au lieu de maigrir paraît prendre
de l'embonpoint et se bien porter.

Marche. — Durée. — Terminaison. — L'alcoolisme chronique peut exister sans avoir été précédé
d'intoxication aiguë, et le vieil alcoolisé peut même
n'avoir jamais présenté d'état d'ivresse complet.
Le mal s'établit sourdement dans l'organisme sans
attirer l'éveil; quelques mois, quelques années
d'excès habituels ont pu s'écouler pour l'ivrogne
sans symptômes apparents, mais souvent des
lésions organiques existent déjà quand apparaissent
les premiers troubles gastriques ou nerveux.
Les digestions pénibles, l'inappétence, la pituite du
matin sont, pendant un certain temps, les seules
manifestations du travail morbide; plus tard se
montrent le tremblement des doigts, puis des
mains, des bras, de la langue, enfin des membres inférieurs ; peu après les sensations bizarres, les fourmillements et avec la perversion de
la sensibilité, l'anesthésie et l'hypéresthésie partielle des extrémités, les crampes aux mollets,
l'insomnie, les cauchemars; les vertiges, la céphalalgie, les troubles de la vue, enfin des hallucina-

tions, avant-coureurs de la folie confirmée. — A
l'occasion d'un coup, d'une plaie, d'une inflammation passagère, survient, même dès le début,
des manifestations du *delirium tremens*; les convulsions, les attaques épileptiformes et même quelquefois apoplectiformes sont plus tardives; les affections des voies respiratoires peuvent apparaître à
un moment quelconque, celles des reins et du
cœur, l'abolition du sens génital, compliquent
plus habituellement la période d'état. — Les
excès persistants, les symptômes des lésions viscé-
rales s'accentuent de plus en plus, le malade en
arrive à ne plus pouvoir digérer, il refuse les
aliments et ne consomme plus que les boissons,
les forces se perdent, l'amaigrissement est progressif et la cachexie s'affirme chaque jour. Les
troubles nerveux ont suivi la même marche;
l'anesthésie s'est étendue des membres inférieurs
au tronc, la paralysie des membres inférieurs et
supérieurs a gagné plusieurs parties du corps et
notamment la langue, les conceptions délirantes
sont habituelles, les facultés intellectuelles sont
éteintes ou parvenues à un degré de dépravation tel,
que, même à l'état calme, l'individu, capable de
tous les crimes, n'est plus seulement un objet de

dégoût et de mépris, mais un être dangereux qu'on doit éviter avec le plus grand soin.

Ces troubles gastriques et nerveux peuvent se rencontrer réunis chez l'alcoolisé, mais plus fréquemment il les présente à des degrés différents et même il sera affecté des uns à l'exclusion des autres ; quand les troubles sont surtout nerveux l'amaigrissement cachectique fait défaut.

La durée de l'alcoolisme est indéterminée, elle peut être de quelques mois, de quelques années comme très-longue si les excès ne sont pas excessifs, et si les désordres organiques n'avancent que lentement,

La mort est la terminaison habituelle de l'alcoolisme chronique arrivé à la période des lésions multiples et profondes ; parfois un temps d'arrêt dans la marche de l'affection fait croire à de l'amélioration, mais le plus souvent celle-ci est trompeuse. La guérison est possible tant que les lésions sont récentes ou peu prononcées, ou qu'aucun organe essentiel à la vie n'a été attaqué ; dans ce cas, les troubles fonctionnels peuvent même survivre quelque temps à la cessation des habitudes d'ivrognerie ou se montrer de temps à autre par accès, mais ils disparaissent complétement par la suite.

Pronostic. — Le pronostic est contenu dans les quelques lignes précédentes ; outre la difficulté de se corriger de telles habitudes, il y a à tenir compte de la gravité exceptionnelle des accidents traumatiques si fréquents chez l'ivrogne : coup, plaie, fracture, etc., peuvent se compliquer de congestion cérébrale, de délire nerveux et même alcoolique, d'érysipèle, d'épilepsie, de suppurations de mauvaise nature, etc., de *delirium tremens*.

Diagnostic. — Le diagnostic s'établit sur la connaissance des habitudes de l'individu, sur celle des diverses modalités de l'alcoolisme et de leur ensemble, sur les manifestations plus spécialement caractéristiques, les troubles gastriques (pituite et vomissements matutinaux) et les troubles nerveux, sur l'état des organes, sur la corrélation entre la maladie constatée dans tel organe et celles qui se rencontrant habituellement dans l'alcoolisme contribuent à le caractériser.

Les intoxications chroniques par l'arsenic, le plomb, le mercure, les narcotiques, etc., ne peuvent donner lieu à un diagnostic différentiel longtemps embarrassant.

Traitement. — Le traitement proprement dit, consiste à combattre par les moyens appropriés les troubles déjà existants, à relever les forces de l'organisme, à réveiller l'action nerveuse (hygiène, alcalins, toniques, hydrothérapie, etc.); mais le médicament spécifique est encore à être découvert. On se rappellera qu'on ne peut pas faire rompre brusquement avec une habitude acquise ; tout en diminuant chaque jour la quantité de boissons alcooliques, on devra pendant un certain temps la maintenir à une dose relativement élevée. Contre le *delirium tremens*, l'opium et la digitale sont réellement d'une grande efficacité.

Un autre traitement, lié intimement au précédent, est celui que l'on pourrait appeler le *traitement moralisateur*; il est dévolu à l'État qui doit sévir contre l'ivresse publique, frapper d'impôts excessifs les alcools livrés à la consommation, tout en dégrévant les vins, les bières et les cidres, restreindre le nombre des débits de boissons, établir une distinction entre les débits qui ne vendent que du vin, de la bière et du cidre, et ceux qui peuvent vendre en même temps des eaux-de-vie et des liqueurs, ces derniers étant soumis à des dispositions administratives.... et il est dévolu à ceux qui sont chargés de diriger la jeunesse, d'instruire le peuple.

La physiologie expérimentale établit :

Que le foie, le cerveau, le sang et conséquemment tout l'organisme, contiennent la totalité ou tout au moins la plus grande partie de l'alcool ingéré, cette substance passant dans le sang par les veines de l'estomac ;

Que si les poumons, les reins et la peau éliminent l'alcool en nature, l'excrétion n'est pas assez rapide pour que l'économie entière en soit complétement débarrassée quand, l'usage immodéré étant journalier, il lui en arrive d'autres quantités ; autrement dit, que les tissus de l'ivrogne sont constamment imprégnés d'alcool ;

Que l'alcool, outre son action toxique sur l'économie et une action spéciale sur les centres nerveux, a une action locale irritante et inflammatoire sur les membranes ou les tissus avec lesquels il est en contact.

L'anatomie pathologique nous montre qu'aucun appareil, qu'aucun organe de l'économie n'est exempt d'altération dans l'alcoolisme chronique.

L'observation clinique nous apprend que la maladie peut déterminer la mort en quelques mois.

Que pourrions-nous ajouter après cela pour notre sujet concernant la jeunesse! Pourquoi des troubles, qui frappent et tuent l'homme même dans la force de l'âge, épargneraient-ils le jeune homme abusant de la même façon? Terminons donc en disant qu'à égalité d'excès, le jeune homme ressent infiniment plus les effets perturbateurs; que si chez l'adulte les tissus d'abord impressionnés, puis imprégnés et irrités, peuvent présenter pendant un certain temps de la résistance à l'inflammation adhésive ou à la dégénérescence, chez le jeune homme les éléments anatomiques qui sont dans leur période de transformation et qui ont besoin de matériaux toujours identiques seront d'abord frappés d'un temps d'arrêt dans leur travail d'accroissement, puis subiront des modifications atrophiques et parcourront bien plus rapidement les phases de la dégénérescence ou de la destruction.

Si l'ivrognerie est exceptionnelle, si l'enivrement passager est rare dans la jeunesse des écoles, l'abus habituel des boissons alcooliques est en revanche excessivement commune dans les classes laborieuses et parmi les jeunes gens de ces classes.

Toutes les causes que nous avons indiquées comme engendrant les habitudes vicieuses agissent dans ce sens. L'adolescent ne peut pas invoquer comme l'adulte l'excuse, du reste fausse, des chagrins, de la misère, etc.; à son âge on reste encore indifférent aux fluctuations de la fortune; et si sa profession rude et pénible réclame parfois le stimulant de la boisson, ce n'est pas une raison pour en abuser.

Nous n'avons pas à revenir spécialement pour les adolescents sur les effets des abus alcooliques : arrêt du développement physique, moral, intellectuel, difformité, imbécillité, état morbide, cachexie, sont autant d'anomalies vitales, d'agents démoralisateurs qui se traduisent actuellement, pour notre pays, par l'affaiblissement des sentiments généreux et par la diminution du nombre des travailleurs, des pères de famille, des défenseurs du sol.

CONCLUSIONS

La *beauté et la force physiques*, l'*élévation mo-rale*, l'*intelligence developpée*, ces trois éminentes qualités du corps, des facultés intellectuelles et affectives que l'homme doit acquérir dans l'âge de jeunesse et qui président à toute son existence, ont pour conditions d'évolution indispensables l'*hygiène*, l'*éducation*, l'*instruction*.

Leur résultat au point de vue social est de créer une génération forte, éclairée, respectueuse des institutions de son pays, des lois de la société, et ne s'inspirant que des choses honnêtes.

A tous, nous demandons de tendre à ces trois éléments vitaux.

Aux classes laborieuses nous répéterons, après tant d'autres, qu'au lieu de passer le temps libre au cabaret, ou le dimanche d'aller sottement singer par le costume et les manières, dans les mêmes lieux de plaisir, un monde auquel elles ne peuvent prétendre, amollir leur nature, développer leur esprit envieux et dépenser futilement leurs quelques sous de gain, elles doivent se montrer plus soucieuses du bon état de l'habillement de la semaine, de l'abondance et de la qualité de l'alimentation, de la salubrité du logement, des soins de propreté journaliers, et quand leur profession est sédentaire, des exercices du corps, des longues promenades au grand air ; — qu'elles s'instruisent et se donnent la noble émulation de combattre entre elles l'ignorance ; — qu'elles prennent des habitudes d'ordre, d'économie et de bonnes mœurs ; les Caisses d'épargne n'ont été fondées qu'en vue de parer à l'instabilité du salaire, aux chômages, aux mortes-saisons ; qu'elles entretiennent entre elles l'esprit d'association, d'assistance mutuelle, de charité fraternelle, etc.... et elles seront les premières à reconnaître les bienfaits de l'instruction, l'influence morale et les joies de la vie de famille, l'influence morale de la possession d'un petit pécule ou d'un

petit terrain, et à constater que leurs enfants, par-
venus à l'âge de l'adolescence, éviteront d'eux-
mêmes les entraînements et les mauvaises passions.
Car les parents qui savent prêcher d'exemple, savent
élever leurs enfants.

Quant aux classes plus élevées de la société, il
semblerait qu'avec tous les moyens d'instruction, d'é-
ducation, d'hygiène que permet la fortune et les
obligations qu'impose la situation sociale, on n'eût pas
à parler pour elles de direction à suivre. Et cependant on se sent pris de tristesse à la vue d'un si
grand nombre de gens engoués de frivolités, dont la
seule aspiration est de jouir, et que la fièvre du luxe,
l'inassouvissement de bien-être étreignent au point
de leur faire adopter sans contrôle tout ce qui exalte
les sens et est de mode ; monde démoralisateur pour
tout ce qui l'approche, et qui compte chaque jour
de nouvelles recrues parmi les classes aisées et sen-
sées de notre pays.

A ces classes, il faut dire : que les parents n'ini-
tient pas aussi prématurément leurs enfants à la vie
mondaine, qu'ils ne les associent pas aussi légère-
ment à leur propre existence, qu'au lieu de laisser
se développer et souvent d'encourager chez eux des
sentiments d'orgueil, de faux amour-propre, des goûts

de luxe et de bien-être, ils leur apprennent à juger sainement des choses et sachent leur persuader que se prévaloir des avantages de la fortune, surtout quand elle ne vous est échue que par voie de naissance, est d'un petit esprit, etc.; en un mot, qu'ils réfrènent tout ce qui est tendance à l'émancipation anticipée, tout ce qui n'est pas de leur âge : une précocité de mauvais aloi est origine de vice.

C'est en sachant donner à leur esprit une direction sérieuse, jamais banale ; c'est en leur inspirant l'amour du travail, celui des choses honnêtes et généreuses, en leur montrant ce que le vice a de dégradant et quelles sont ses conséquences, en les instruisant de l'influence pernicieuse de la mauvaise compagnie, etc., et en combinant les travaux intellectuels avec les exercices musculaires, avec l'hygiène, qu'ils préserveront leurs enfants de toutes habitudes funestes.

La responsabilité des mauvaises habitudes et des vices qui portent atteinte au développement des jeunes gens ne devrait pas appartenir seulement aux parents, mais encore à l'État, à ceux qui instruisent les adolescents ou qui les emploient.

Les maîtres de l'enseignement responsables ?

C'est une vérité connue de tous que plus des deux tiers des élèves sont déjà fumeurs à leur sortie des colléges, que l'onanisme est un des fléaux légendaires de ces établissements, que les élèves ne reçoivent pas l'enseignement moral, l'enseignement d'hygiène que comporte toute bonne éducation, que leurs mœurs laissent souvent à désirer, que beaucoup sont grossiers dans leur langage et dans leurs manières, cyniques dans leurs expressions, brutaux entre eux, etc.

Nous demandons à l'État et à tous les maîtres de proscrire impitoyablement le tabac, l'onanisme, et, s'il s'en présentait des cas, l'ivrognerie, de faire des exemples en rendant à sa famille tout élève pris en flagrant délit et en motivant le renvoi. — Avons-noûs besoin d'insister pour ces maîtres, qui doivent payer d'expérience par profession, *sur la nécessité d'un enseignement moral*, indépendamment de l'instruction religieuse (exemple : combien d'élèves embrassent une carrière qui n'était pas dans leurs aptitudes et pour laquelle ils se croyaient de la vocation et prennent une ambition ridicule par l'impression qu'ont laissée sur leur esprit les exploits de héros grecs ou romains, les prouesses des chevaliers du moyen âge ; leur jugement est faussé à l'égal de celui de l'ouvrier qui lit des romans, et cela faute d'une direction sérieuse de leur esprit, faute de commentaires appropriés à nos mœurs des auteurs classiques, le professeur d'après le programme devant se borner à l'explication des textes), *sur la nécessité d'enseigner l'hygiène*, mais aussi de la pratiquer (insuffisance de l'aération des salles d'études, des classes; insuffisance des exercices musculaires; vice de l'attitude penchée du corps, le banc et la table, quelle que soit leur hauteur, sont communs à plusieurs élèves de taille différente ; alimentation trop féculente et insuffisamment azotée, etc.).

Grâce à une répression excessive et aux bons effets d'une éducation bien entendue, les mauvaises habitudes disparaîtront des pensions, des colléges ; mais, comme garantie, que les maîtres soient responsables devant la loi des vices que contracteraient les élèves.

Les patrons responsables ?

Le patron, — dont souvent le seul objectif est le gain et qui sait remercier le travailleur qu'il peut remplacer plus avantageusement, l'ouvrier dont il ne peut plus utiser les forces, usées à son service, — emploierait-il l'apprenti s'il ne lui était pas nécessaire ou s'il n'en tirait pas profit? S'il y a solidarité entre lui et son apprenti, s'il ne peut se passer de lui soit dans le présent soit dans l'avenir pour continuer l'œuvre de son industrie, qu'il voie donc en cet adolescent autre chose qu'un rouage de ses machines, qu'il le traite paternellement, avec intérêt, surtout avec justice; se conformant aux règles qui lui seront prescrites par l'État, il n'aura rien à perdre en prestige, et il gagnera toujours en considération.

L'État responsable?

L'individu abandonné des siens dans l'enfance, livré tout jeune à des mains étrangères et exploité par elles, n'a-t-il pas quelque raison de se plaindre un jour de cet État qui sait lui prendre de ses meilleures années de vigueur, souvent engager son existence et qui n'a rien fait pour le garantir dans sa jeunesse de la rapacité et de la rudesse d'autrui, pour lui donner, alors qu'il en était encore temps, la force physique, l'éducation, l'instruction qui lui manquent?

8.

Les parents qui ont confié leur enfant aux maisons d'enseignement dirigées sous les auspices de l'État, à qui s'en prendront-ils quand ils auront constaté quel genre d'habitude il y a contracté ?

Le pays n'est-il pas en droit d'exiger qu'on lui donne des citoyens honnêtes, travailleurs et valides ?

La question est celle-ci : l'État, en parant aux inconvénients les plus évidents du travail et de l'éducation des enfants en dehors de l'action directe de la famille, satisfait-il suffisamment à ses devoirs envers la société ? Sans doute il cherche à faire beaucoup, il prescrit certaines mesures pour le travail des enfants dans les manufactures, il crée chaque jour de nouvelles écoles, il a encouragé les associations mutuelles, il a même pris la direction de Caisses de secours mutuels, il voit d'un bon œil se former des Sociétés de tempérance (entièrement dues à l'initiative privée et principalement à celle des médecins), il a commencé à sévir contre l'ivresse publique, etc. ; mais tout cela ne doit pas encore suffire, *il faut que l'État prenne la direction du développement physique, moral, intellectuel de la jeunesse.*

Nous demandons à l'État :

1° De protéger efficacement tout adolescent qui est dans l'impossibilité d'être dirigé utilement par les siens et qui est dans la nécessité de gagner sa vie. — Il y arrive en intervenant directement dans l'organisation du travail, en s'immisçant dans les rapports entre maîtres et apprentis, en déterminant les devoirs de chacun et leurs devoirs réciproques, en imposant la condition d'un contrat d'engagement entre les deux parties, écrit qui devra être visé par l'administration (la mairie), en rétablissant pour l'apprenti le livret qui mentionnera ses devoirs et ses droits, en s'occupant (que les mairies y pourvoient) dans une certaine mesure du placement de certaines catégories d'enfants (orphelins, enfants mal dirigés par leurs parents, enfants trop faibles pour la profession qu'on leur destinait, etc.) ; les rapports que ces dispositions établiront entre l'administration (les mairies) et les patrons, permettront de faire beaucoup pour ces derniers enfants.

2° De rendre obligatoire l'instruction pour tous les adolescents. — Création d'écoles partout où il en manque ; aucun patron ne pourra employer d'enfants des deux sexes âgés *de plus de 14 ans* qui ne sauraient pas lire et écrire ; au-dessous de cet âge, le patron devra veiller à ce que ses apprentis suivent les cours du soir ; les parents dont les enfants ne sauraient pas lire à l'âge de 14 ans sont responsables devant la loi.

3° *De pourvoir à l'éducation physique de l'adolescent.* — Toute école devra être pourvue d'un gymnase, l'élève sera tenu de faire une heure de gymnastique par jour (le maniement des armes est un très-bon exercice). Une école par quartier ouvrier dans les villes ou par localité industrielle sera pourvue d'un établissement de bains où seront conduits successivement et au moins une fois par quinze jours les élèves de chacune des écoles du quartier ; ces bains resteront ouverts tous les soirs pour les apprentis des fabriques et les patrons veilleront à ce que ces enfants prennent un bain par semaine. — L'Etat fixera la durée du travail des apprentis pour chacune des professions. Au-dessous de 14 ans, aucun enfant ne pourra être employé à des professions ressortissant aux établissements insalubres sans l'examen préalable du médecin. Les patrons qui emploient des enfants à des travaux nécessitant des attitudes vicieuses ou des mouvements spéciaux, devront sacrifier une heure par jour sur la durée du travail pour faire faire à ces enfants de la gymnastique et des exercices musculaires contrebalançant les résultats de ces attitudes. Les patrons devront veiller aux soins de propreté, principalement à la fin de chaque travail et aux bonnes conditions du vêtement. — Dans chaque mairie sera établi un service médical chargé de constater l'état de santé des enfants dans les écoles et dans les fabriques ; une fois par mois visite médicale pour chaque école.

4° *De pourvoir à l'éducation morale de tout adolescent qui en serait dépourvu, c'est-à-dire de suppléer à l'insuffisance d'éducation morale du plus grand nombre.* — L'école donnera, concurremment avec l'instruction, l'enseignement moral, des notions d'hygiène et des principes de bonnes mœurs. L'Etat imposera aux patrons la surveillance morale des ateliers, la séparation des deux sexes, la proscription impitoyable chez l'adolescent de l'ivrognerie, du tabac, de l'onanisme ; les patrons devront déférer à la justice tout délinquant, celui qui a commis et celui qui a engagé à commettre la faute : ces vices se passant dans l'atelier n'en sont pas moins aussi publics que s'ils se passaient dans la rue et réclament la même répression. L'Etat punira tout délit tant sur l'adolescent que sur les parents, et il pourra sévir contre le patron si l'enfant coupable travaillait depuis plus de six mois chez lui.

Quand on agit dans l'intérêt général et pour le bien de la jeunesse, il n'y a pas à voir si l'on fera quelques mécontents et l'adolescent de seize ans qui viendrait se plaindre qu'on méconnaît ses droits civiques, sa liberté individuelle, ferait sourire ; du reste, estimeriez-vous cette mesure aussi rigoureuse pour les patrons près de celles qu'on sait prendre parfois et qui portent le désarroi d'une façon plus ou moins temporaire dans une ou des branches d'industrie, — à part même les agissements politiques?

Nous n'avons eu en vue dans toutes ces lignes que l'adolescent qui n'a pas atteint dix-huit ans ; à partir de cet âge, le jeune homme devient responsable devant la loi de son ignorance, de son absence d'éducation morale.

L'Etat se rendant garant du développement physique, moral, intellectuel de la jeunesse, combattant toutes les causes perturbatrices de son développement, les involontaires comme les volontaires! voilà le moyen le plus sûr de détruire dans leurs germes les vices qui déshonorent notre société, font déchoir notre race : c'est donner à notre beau pays un éclat tout nouveau, c'est nous créer une nation forte, instruite, consciente de ses droits, soucieuse de ses devoirs et certaine de sa durée.

Qu'on veuille bien croire que nous n'avons aucune prétention... au débit des maximes; nous n'avons cherché en tout ceci à faire, dans la mesure de nos moyens, que notre seul devoir : jeter notre petite pierre dans le gouffre qui attire une foule de malheureux et qui menace l'humanité entière!

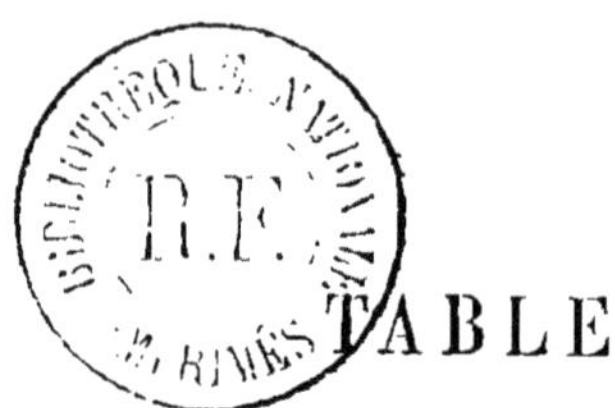

TABLE

A LA MÊME LIBRAIRIE

DES VERS

CHEZ LES ENFANTS

ET DES

MALADIES VERMINEUSES

PAR

Le Docteur ÉLIE GOUBERT

Ouvrage couronné (médaillé d'or) par la Société protectrice de l'Enfance de Lyon, qui avait mis au concours la question suivante : Des vers comme cause de maladie chez les enfants.

Un volume in-18 cartonné diamant avec 50 figures dans le texte.

Prix : 4 francs

TYPOGRAPHIE LAHURE, RUE DE FLEURUS, 9, A PARIS.

BIBLIOTHEQUE NATIONALE DE FRANCE

3 7531 03988168 6